■ 中华医学健康科普工程 ■

女性盆底功能障碍 100 问

主　编　黄胡信　朱　兰

U0370079

中华医学电子音像出版社

CHINESE MEDICAL MULTIMEDIA PRESS

北　京

图书在版编目（CIP）数据

女性盆底功能障碍 100 问 / 黄胡信，朱兰主编. —北京：中华医学电子音像出版社，2020.8
ISBN 978-7-83005-288-1

Ⅰ. ①女… Ⅱ. ①黄… ②朱… Ⅲ. ①妇科病-性功能障碍-防治-问题解答 Ⅳ. ①R711.77-44

中国版本图书馆 CIP 数据核字（2019）第 248286 号

女性盆底功能障碍 100 问
NVXING PENDI GONGNENG ZHANG'AI 100 WEN

主　　编：	黄胡信　朱　兰
策划编辑：	史仲静　周寇扣
责任编辑：	赵文羽　周寇扣
校　　对：	朱士军
责任印刷：	李振坤
出版发行：	中华医学电子音像出版社
通信地址：	北京市西城区东河沿街 69 号中华医学会 610 室
邮　　编：	100052
E-mail：	cma-cmc@cma.org.cn
购书热线：	010-51322675
经　　销：	新华书店
印　　刷：	廊坊市祥丰印刷有限公司
开　　本：	850mm×1168mm　1/32
印　　张：	3.625
字　　数：	80 千字
版　　次：	2020 年 8 月第 1 版　2024 年 6 月第 2 次印刷
定　　价：	38.00 元

《女性盆底功能障碍 100 问》
编委会

主　编　黄胡信　朱　兰

编　者（按姓氏笔画排序）

王　巍　王轶男　王琦璞　邓　谋

艾方方　史宏晖　刘景超　米　玛

孙智晶　李　辉　张华杰　张志博

陈　春　陈　娟　陈　娜　范　融

娄文佳　周慧梅　格　央　梁　硕

学术秘书　娄文佳

主 编 简 介

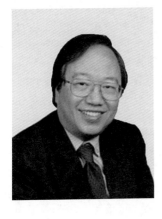

黄胡信（Felix Wong） 澳大利亚籍华人。1976年毕业于中国香港大学，并在英国、澳大利亚、新加坡等地接受毕业后深造，获得中国香港大学内外全科医学学士学位、中国香港中文大学医学博士学位及新加坡大学妇产专科硕士学位；历任2所外科学院院士。擅长妇科肿瘤、内镜手术、妇女健康和医院管理。曾任澳大利亚新南威尔士大学妇产科教授，以及澳大利亚西悉尼大学、诺特丹姆大学，中国中山大学中山医学院、南方医科大学、山东省医学科学院、汕头大学、山东大学医学院、扬州大学医学院、首都医科大学、北京协和医学院等多所医学院校的客座教授或名誉教授；悉尼利物浦医院妇女卫生业务部医疗主任，以及多家母婴医院和儿童医院的名誉顾问；《中国微创外科杂志》《实用妇产科杂志》《中华妇产科杂志》、*Journal of Obstetrics and Gynaecology Reasearch*、*Journal of Gynaecology and Minimully Invasive Therapy* 等杂志常务编委或编委。现任新南威尔士大学妇产科客座教授、世界华人医师协会妇产科医师分会副会长、中国及亚太地区微创妇科肿瘤协会（CA-AMIGO）主席及中国-澳大利亚-亚太地区微创妇科论坛创会主席。为每年举办 1 次的微创妇科论坛做出极大贡献，为亚太国家的医疗教育做出了巨大贡献，每年为亚太地区国家提供 10 余个供国外医师在澳大利亚深造的机会。近 25 年来，参加和组织了百余次医学会议，多次被邀请作为特邀会议讲者。2003 年获中国广东省外国专家局颁发的"广东友谊奖"，2005 年获 Evaluation Committee of Endoscopics Award 颁发的"内镜专家奖"和中华医学会妇产科学分会内镜学组颁发的"医疗大使奖"，2006 年获越南胡志明市人民委员会颁发的"胡志明市徽章奖"，2009 年获中国科学技术部和国家科学技术奖励办公室颁发的"恩德思医学科学技术杰出成就奖"，2017 年获中国医师协会妇产科医师分会颁发的"林巧稚杯"奖和亚太妇产科内镜及微创治疗协会（The Asia-Pacific Association for Gynecologic Endoscopy and Minimally Invasive Therapy，APAGE）颁发的"终身成就奖"，2018 年获欧洲妇科内镜学会颁发的"卓越贡献奖"。主编医学著作 4 部，发表论文 180 余篇。2010 年，他从澳大利亚回中国香港私人执业，依然大公无私地为年轻一代提供医学教育支持。

主编简介

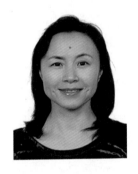

朱 兰 医学博士，北京协和医院普通妇科中心主任，教授，博士研究生导师。中华医学会妇产科学分会候任主任委员，中华医学会妇产科学分会妇科盆底学组组长。《中国计划生育与妇产科》杂志主编，《中华妇产科杂志》《实用妇产科杂志》《中国实用妇科与产科杂志》副主编，*International urogynecology Journal* 编委。荣获2011—2012年度卫生部有突出贡献中青年专家，中央保健特聘专家，新世纪百千万人才工程国家级人选，全国三八红旗手，国家特殊津贴获得者，协和学者，协和创新团队 PI。

主持多项国家行业基金、自然科学基金和部级科研课题等，作为通讯作者和（或）第一作者发表 SCI 文章 116 篇。主编、主译《女性盆底学》等多部著作。获得 6 项专利。曾获中华预防医学会科学技术奖一等奖、华夏医学科技奖一等奖、北京市科技进步二等奖、全国第九届青年科技奖和中国第二届女医师五洲女子科技奖。

内 容 提 要

　　《女性盆底功能障碍 100 问》是中国医学健康科普工程系列丛书之一，由本领域权威专家黄胡信教授和朱兰教授组织多位临床经验丰富的妇科医师，融入自己丰富的临床经验和成果撰写而成。

　　本书是一本关于女性盆底功能障碍的科普书籍，围绕 100 个关于盆底功能障碍的常见问题进行阐述，包括尿失禁、大便失禁、盆腔器官脱垂、慢性盆腔痛、女性性功能障碍等。实用性强、通俗易懂，便于读者理解和阅读。同时，年轻的妇产科医师、护士及其他专业的医护人员通过本书也可清楚地了解这些问题所包含的专业知识，以便于更好地为大众提供通俗易懂的专业咨询和卫生保健知识。

前　言

　　给不懂盆底解剖的读者用科普的语言写一本关于盆底功能障碍性疾病的书并非易事，因为这类书里有很多技术层面的内容很难理解。在我行医生涯的早期，中国尿失禁和性功能障碍女性的患者很少见。这类疾病多发生在肥胖、多产、产后很早工作的西方女性身上。我同时也记得年轻时曾在养老院里见过那些因为尿或大便失禁而整天带着护理垫的老年女性。她们年纪很大，又同时患有很多其他合并症，根本不适合做开腹的抗失禁手术（过去只有开腹手术）。

　　很多女性在阴道分娩时损伤了盆底组织和支撑系统。当她们年老时，就可能面对各种各样的盆底疾病，这些疾病包括压力性尿失禁、大便失禁、子宫脱垂或阴道壁膨出。到那时，如果没有来自伴侣的支持，健康状况不佳，或是收入水平较低，大部分患者就不会去寻求治疗这类疾病的方法。

　　这本书旨在介绍盆底解剖、支撑系统及一些早期帮助女性修复盆底缺陷的手术，同时介绍在抗失禁及脱垂的微创手术方面的新进展，了解盆底功能障碍的病因、微创的腹腔镜手术及预防的方法等。希望帮助年轻女性预防盆底功能障碍性疾病，帮助中年女性早期诊断并治疗疾病，帮助老年女性患者寻找最安全、最方便的方法治疗疾病。

黄胡信

2020 年 4 月

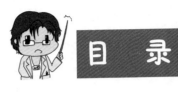

目　录

女性盆底功能障碍100问

女性盆底功能障碍100问

女性盆底功能障碍100问

第1章

盆腔解剖及盆底功能障碍性疾病概述

1 │ 什么是女性骨盆？

女性骨盆是躯干和下肢之间的骨骼组织，有支持躯干和保护盆腔内脏器官的功能，同时也是骨性产道，因利于胎儿娩出变得宽而浅，区别于男性骨盆。骨盆由骶骨、尾骨、髂骨、耻骨和坐骨（后三者为成对骨骼）及其所属韧带构成（图1-1）。

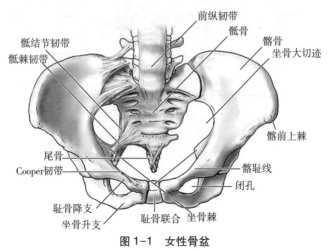

图 1-1 女性骨盆

2 ┃ 什么是女性盆底？

  女性盆底由封闭骨盆下口的多层肌肉和筋膜组织构成，自前向后有尿道、阴道和直肠贯穿其中。其作用为承载盆腔内器官，使其保持正常位置。其中肛提肌是盆底最重要的支持结构，它是一对三角形的扁阔肌肉，由两侧盆底向下、向中线走行呈漏斗形，覆盖了盆底大部分空间（图 1-2）。

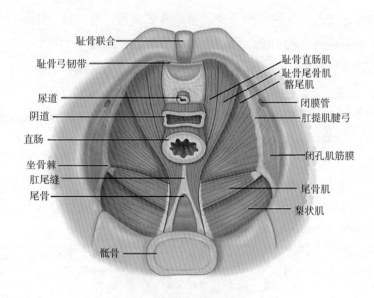

图 1-2 女性盆底示意图

3 | 什么是子宫和子宫附件？

（1）子宫是壁厚腔小的中空肌性器官，呈前后略扁的倒置梨形，是孕育胎儿和产生月经的器官。其位于盆腔中央，前为膀胱，后为直肠，下端接阴道，两侧与输卵管和卵巢连接。子宫的正常位置依靠子宫韧带及盆底肌肉、筋膜的支撑，任何原因引起的盆底组织结构破坏或功能障碍均可导致盆腔器官脱垂。

（2）子宫附件是指卵巢和输卵管，左右各一，分列于子宫两侧。

1）卵巢大小约 4 cm×3 cm×1 cm，灰白色，呈扁椭圆形，是一对具有排卵、分泌女性激素功能的性器官。

2）输卵管是卵子和精子相遇受精的场所，并有输送受精卵的作用。呈细长而弯曲的管道，长度为 8~12 cm，内侧与子宫角相连通，开口于子宫腔；外端游离呈伞状，接近卵巢上端，开口于腹腔（图 1-3）。

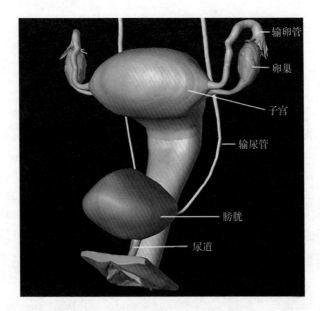

输卵管

卵巢

子宫

输尿管

膀胱

尿道

图1-3 子宫双附件、膀胱示意图

4 什么是阴道？

阴道是性交器官，也是月经血排出和胎儿娩出通道。其位于骨盆下部中央，子宫下方，是一个上宽下窄的通道，分前壁、后壁，上、下两端。前壁略短，长度为7~9 cm，与膀胱、尿道相邻；后壁较长，长度为10~12 cm，与直肠贴近（图1-4）。

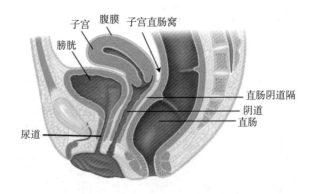

图 1-4 女性盆腔器官示意图

5 | 什么是膀胱和输尿管？

膀胱是肌性空腔器官，在盆腔前部，位于耻骨联合之后，子宫之前，在充盈时可凸向盆腔甚至腹腔。膀胱底呈三角形，前方最低点为尿道内口，膀胱三角的两后上角为两侧输尿管开口。

输尿管是左右成对的肌性管道，起自肾盂，开口于膀胱，长度为 25~30 cm（图 1-3）。

6 什么是女性尿道？

尿道是肌性管道。女性尿道起自膀胱的尿道开口，在阴道的前面、耻骨联合后方，穿过泌尿生殖膈，终于阴道前庭部尿道外口。女性尿道较短，长度为 4~5 cm。尿道外层为尿道括约肌，持续收缩闭合尿道。肛提肌及盆腔筋膜组织对尿道有支持作用，在腹压增加时提供抵抗而闭合尿道，如果发生损伤可出现压力性尿失禁（图 1-3）。

7 什么是直肠？

直肠位于盆腔后部，上接乙状结肠，下接肛管，前为子宫及阴道，后为骶骨，长度为 15~20 cm。直肠前面与阴道后壁相连，盆底肌肉与筋膜受损伤时常与阴道后壁一并脱出（图 1-4）。

8 什么是尿道括约肌？

尿道括约肌环绕尿道，控制排尿，是尿道外层的横纹肌，可持久收缩，保证尿道长时间闭合。

9 什么是肛门括约肌？

肛门括约肌包括肛门内括约肌和肛门外括约肌，内括约肌是直肠壁横肌纤维延续到肛管部增厚变宽而成，受自主神经支配，参与排便。外括约肌是肛管的最外层肌肉，是横纹肌，受体神经支配，为随意肌。外括约肌可分为皮下层、浅层和深层三层（图1-5）。

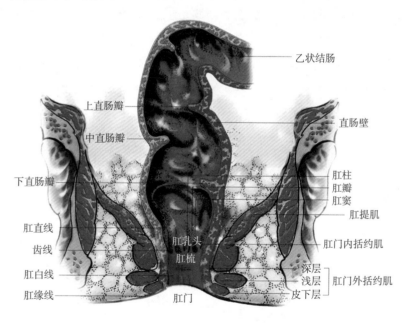

乙状结肠

上直肠瓣
直肠壁

中直肠瓣

下直肠瓣
肛柱
肛瓣
肛窦
肛提肌

肛直线
齿线
肛乳头
肛梳
肛门内括约肌

肛白线
肛缘线
深层
浅层
皮下层 } 肛门外括约肌

肛门

图 1-5　肛管与直肠示意图

10 妊娠和分娩对盆底有什么影响？

妊娠和分娩会增加盆底功能障碍的风险，包括尿失禁、大便失禁和盆腔器官脱垂。

妊娠期胎头会直接压迫和牵拉盆底肌肉和筋膜。而分娩，特别是产钳或胎吸助产会使盆腔筋膜、子宫主韧带、子宫骶韧带和盆底肌肉受到过度牵拉而削弱其支撑力量。若产后过早参加体力劳动，特别是重体力劳动，将影响盆底组织的恢复，导致未复旧的子宫有不同程度的下移。此外，阴道分娩可引起阴部神经损伤。

11 盆底功能障碍性疾病是"老年病"吗？

盆底功能障碍性疾病的患者以中老年人为多，但在年轻人中，特别是产后阶段也有较高的患病率，甚至未婚育的少女也可发生盆底功能障碍性疾病。

压力性尿失禁的患病率随年龄的增加呈递增趋势，50岁年龄段女性的发病率可达28%，分娩（尤其是阴道分娩）、年龄及肥胖是其发生的危险因素。

盆腔器官脱垂影响着每个年龄段女性，其确切患病率仍不清楚，人群研究表明Ⅱ级及以上的膨出为 2%~48%。老年女性是发生盆腔器官脱垂的高危人群，而年轻的女性出现盆腔器官脱垂是由于遗传疾病、严重的产伤及慢性增加的腹压引起。绝经后低雌激素水平是引起盆腔器官脱垂发病的常见原因之一。

大便失禁的患病率为 1%~16%，与阴道分娩中肛门括约肌的撕裂有关；另外，衰老是另一个很重要的危险因素。

12 | 女性盆底功能障碍性疾病包括哪些？

女性盆底功能障碍性疾病是盆底支持组织缺陷和损伤性疾病，包括尿失禁、大便失禁、盆腔器官脱垂、慢性盆腔痛和女性性功能障碍，这些疾病虽然不致命，但严重影响广大女性的生活质量。

（1）尿失禁：分为压力性尿失禁、急迫性尿失禁、混合性尿失禁。

（2）大便失禁：包括不自主的排出气体、液体粪便和固体粪便。

（3）盆腔器官脱垂包括：①前盆腔组织的缺陷，主要指阴道前壁膨出，同时合并或不合并尿道及膀胱膨出。②中盆腔组织的缺陷，以子宫或阴道穹脱垂，以及肠膨出、子宫直肠陷窝疝形成为特征。③盆腔组织的缺陷，是指直肠膨出和会阴体组织的缺陷。

（4）慢性盆腔痛：患者会存在持续6个月或更长时间的非周期性疼痛，该疼痛可位于盆腔、脐部或脐部以下的前腹壁、腰骶背部或臀部，其疼痛严重程度导致功能性障碍或迫使患者就医。

（5）女性性功能障碍：是指发生在女性性反应周期中1个或几个环节的障碍（性欲减退、性唤起障碍、性高潮障碍、性交疼痛），或者出现与性交有关的疼痛。

13 什么是女性盆腔器官损伤性疾病？

女性生殖道器官因损伤而与其相邻的泌尿道或肠道相通时可形成尿瘘或粪瘘，以及会阴阴道裂伤。会阴阴道裂伤修补不及时或修补失败，称为陈旧性会阴裂伤。

（陈　娟　格　央　李　辉
米　玛　王　巍　朱　兰）

【参考文献】

［1］朱兰，郎景和. 女性盆底学. 2版. 北京：人民卫生出版社，

2014：1-25.

［2］柏树令. 系统解剖学. 5 版. 北京：人民卫生出版社，2001：184-188.

［3］Williams PL. 格氏解剖学. 杨琳，高英茂，译. 38 版. 沈阳：辽宁教育出版社，1999：1011.

［4］Rock JA，Thompson JD. 铁林迪妇科手术学. 杨来春，段涛，朱关珍，译. 济南：山东科学技术出版社，2003：953-955.

第2章

尿失禁

14 | 尿失禁的典型症状是什么？

尿失禁的典型症状是有不自主的经尿道漏尿现象，并且这种漏尿现象是可以得到客观证实的。简单地说，就是成年女性在不该排尿的场所或不能排尿的时候，尿液控制不住，不自主地流出。尿失禁给患者带来社会活动的不便和个人卫生方面的困扰，影响了患者的生活质量。

很多患者不认为这是一种病，他们认为这是年龄大、身体老化的表现或者是产后不可避免的结果，他们不知道这是一种病，更不知道还可以治疗，很多患者也为"尿裤子"这件事感到难为情。在和朋友聚会、运动或者看电影正开怀大笑的时候突然出现尿裤子现象，难为情，逐渐不愿意出门，越来越封闭。长时间的尿失禁还带来卫生问题，往往患者身上有股"尿骚味"，尤其是夏天，异味更加明显，即使刚洗完澡到医院就诊的患者一脱裤子就能闻到一股尿骚味。更严重的是，时间长了还会引起泌尿系统的感染。

尿失禁影响患者的日常生活和社交活动，给患者带来精神和身体的双重压力，加重了患者和社会的经济负担，所以我们应该普及尿失禁的知识，纠正患者对疾病的错误概念，提高广大女性的生活质量。

15 | 尿失禁有哪些临床类型？

尿失禁临床上主要分为3种类型：压力性尿失禁、急迫性尿失禁、混合性尿失禁，其中压力性尿失禁最常见。

（1）压力性尿失禁：喷嚏、咳嗽或者劳动和运动等腹压增高时出现不自主的尿液流出。

患者常主诉："我一打喷嚏或者咳嗽就尿裤子""我干家务劳动，墩地时就漏尿""我晚上遛弯时走得快了或者跳绳时就不自主漏尿""我在家一抱孩子、上下楼梯就漏尿""我同房的时候会出现控制不住漏尿，感觉很尴尬"。

此类患者有一个共同的特点就是腹部压力增高时出现漏尿。如果对这类患者进行妇科检查就能发现，患者在增加腹压的同时，能观察到尿液不自主地从尿道口漏出。

这种疾病的发病率报道不一，中国成年女性患病率高达

18.9%。在 50~59 岁年龄段的患病率最高，为 28.0%，也就是说，在50~59 岁年龄段，每 100 个女性中就有 28 个女性出现尿失禁情况。这样的发病率相对于其他疾病来说是高的，但是往往没有引起很多女性朋友的重视，未及时到医院就诊。

（2）急迫性尿失禁：有强烈的尿意后，尿液不能由意志控制而经尿道漏出。

患者常主诉："我憋不住尿""我没来得及到卫生间就尿裤子了"。

此类患者的表现除了尿急外，还常常伴有尿频、夜尿增多，严重影响睡眠质量，长期睡眠不足，得不到很好的休息，人就会非常憔悴，没精神，严重的患者会出现焦虑、抑郁倾向。另外还有少数人虽然急迫，但是一到卫生间后却出现排尿困难、排不出来尿等症状。有些患者可合并有疼痛及肠道刺激症状，总感觉有便意。

急迫性尿失禁的典型特点是：先有强烈尿意，后有尿失禁，或者在出现强烈尿意时发生尿失禁。

尿意可因咳嗽、喷嚏、腹压增加而诱发，所以要与压力性尿失禁相鉴别。有时患者因膀胱炎、结石、肿瘤等一些其他疾病引起急迫性尿失禁，但也会出现血尿、脓尿等表现。膀胱出口部梗阻者有排尿困难、尿线变细等情况。患者也要注意自己有没有上述这些情况，注意区别。

（3）混合性尿失禁：患者除了有压力性尿失禁，还有尿急或者急迫性尿失禁的症状。混合性尿失禁有时以压力性尿失禁为主，有时以急迫性尿失禁为主。

16 中国女性尿失禁的现状如何？

北京协和医院女性盆底学课题组在 2006 年对中国成年女性尿失禁的流行病学研究结果显示，成年女性尿失禁的患病率是 30.9%，说明在中国约有 1/3 的女性人口受尿失禁的影响。尿失禁患病率随着年龄的增长而增加，从 20~29 岁的 7.6% 到 90 岁以上的 64.8%。

该流行病学调查结果显示不同类型尿失禁的患病率分别为：压力性尿失禁为 18.9%；急迫性尿失禁为 2.6%；混合性尿失禁为 9.4%。

中国成年女性压力性尿失禁在 50 岁年龄段为第一个患病高峰期，随着年龄的增长有下降趋势，到 90 岁以上年龄段再次上升；混合性尿失禁患病率随年龄增长一直呈上升趋势，而且在 80 岁以上年龄段成为主要类型。

压力性尿失禁、急迫性尿失禁和混合性尿失禁构成比分别为 61%、8% 和 31%。也就是说在所有尿失禁的患者中，六成的患者是压力性尿失禁，一成的患者是急迫性尿失禁，三成的患者是混合性尿失禁。

17 什么人容易患压力性尿失禁？

具备以下高危因素的人群容易出现压力性尿失禁。

（1）分娩：是中国女性发生压力性尿失禁的重要原因。有研究表明，与未产妇相比，阴道单产的风险是其3.9倍，阴道多产风险是其4.4倍，而剖宫产单产的风险是其1.8倍。也就是说，生孩子越多越容易发生压力性尿失禁。但是剖宫产也不能避免压力性尿失禁的发生，只是比阴道分娩发生概率低。生产的年龄越大，阴道分娩次数越多、新生儿出生体重越大、会阴麻醉及有产钳助产史、急产史、难产史都是发生压力性尿失禁的高危人群。

（2）年龄：压力性尿失禁在中青年人群中较常见，约占50%，40~55岁人群是压力性尿失禁的发病高峰，55~70岁人群较为平缓，70岁以上人群略有增加。

（3）肥胖：患者中腰围越粗越容易发生压力性尿失禁。女性腰围≥80 cm可被认为是腹型肥胖的标志。腰围≥80 cm的女性发生压力性尿失禁的风险是腰围≤80 cm女性的1.4倍。体重指数超标和腹型肥胖的人容易发生压力性尿失禁。

另外，长期便秘、饮酒、围绝经期或绝经、呼吸系统疾病（长期慢性咳嗽等）、盆腔手术尤其是全子宫切除手术史、慢性盆腔痛等女性更容易发生压力性尿失禁。

18 我可能有尿失禁，需要看医生。医生要做哪些相关检查呢？

尿失禁患者需要做的一般检查包括完整详细的病史和认真的查体，再加上进行一些排尿日记和简单的门诊检查。

（1）病史：患者要了解自己漏尿的频率（一天漏尿几次或一周漏尿几次），漏尿的量多少（可以用卫生巾或护垫面积估计），在什么情况下会引发漏尿，什么情况下漏尿会有改善或加重，有没有持续性的尿失禁现象，有没有排尿困难的表现，有没有在性交过程中出现尿失禁的现象。中国女性比较保守，谈到性生活有时比较含蓄，羞于与医生交流与性功能相关的症状，这样使医生无法全面了解病情。患者需了解尿失禁对自己生活的影响程度，以及尿失禁带来困扰的程度，这样有助于医生更好地评估病情。医生会根据每个人的患病程度和影响程度进行综合考虑，制定出治疗方案。

同时还要详细地了解患者有没有影响尿失禁的全身性疾病，比如糖尿病，有时血糖控制不好就会出现尿失禁。长期慢性咳嗽也容易引起尿失禁，若患有这些全身性疾病，应该及时治疗。另外还要详细了解有没有妇科和产科的病史，比如有无产程延长、产伤、巨大儿分娩史等。

（2）查体：须注意有没有全身性疾病，盆腔有无包块，有无盆腔器官脱垂及阴道萎缩。

（3）简单的门诊检查

1）压力试验：推荐做膀胱排空后的压力试验。方法：患者自然排尿后取仰卧位，在膀胱空虚的情况下连续用力咳嗽数次，如果尿道口有漏尿现象，试验结果为阳性。

2）指压试验：当压力试验阳性时，应行指压试验，亦称为膀胱颈抬高试验。方法：用示指和中指伸入阴道，分开手指置于后尿道两侧，将膀胱颈向前上方推，让患者连续用力咳嗽看有没有漏尿。

3）残余尿测定：可以通过导尿或者超声测定。一般认为残余尿量<50~100 ml为正常。

4）尿常规和尿培养：此检查目的是为了排除泌尿系统感染、血尿和代谢异常。

5）1小时尿垫试验。

6）棉签试验。

7）排尿日记。

19 什么是棉签试验？

方法：做棉签试验时，患者躺在妇科专用的检查床上，医生会将一个消毒的细棉签插入尿道的适当位置，然后医生嘱咐患者做屏气的动作（又称 Valsalva 动作），分别测量患者在屏气前、屏气后棉签棒与水平线之间夹角的变化。通过这个夹角的大小，医生可以初步了解患者盆底组织的支持功能情况。对于夹角<30°，同时有压力性尿失禁的患者，医生会做进一步检查。

20 | 什么是 1 小时尿垫试验？

1 小时尿垫试验就是让患者佩戴尿垫或卫生巾在 1 小时内做一系列规定好的动作，测量患者活动前后尿垫或卫生巾的重量，前后重量的差值就是患者的漏尿量。1 小时尿垫试验可以很好地评估患者尿失禁的严重程度，具体步骤如下。

（1）试验前患者正常饮水，试验前 1 小时及试验当中患者不能排尿。

（2）预先放置称过重量的尿垫（或卫生巾）。

（3）试验开始 15 分钟内：患者喝 500 ml 白开水，卧床休息。

（4）之后的 30 分钟：患者行走，上下 1 层楼台阶。

（5）最后 15 分钟：患者应坐立 10 次，用力咳嗽 10 次，跑步 1 分钟，拾起地面 5 个物体，再用自来水洗手 1 分钟。

（6）试验结束，精确称重尿垫（或卫生巾），患者去排尿并且测量尿量。

1 小时尿垫试验结束以后，卫生巾重量增加说明有漏尿。目前采用的标准多是重量增加 0 g 以上就认为阳性，也有学者认为重量增加 1 g 以上为阳性。这个试验患者也可以在家做。

　　1 小时尿垫试验简单、易行，能迅速提供信息。患者可以在家做，也可以到医院现场进行，能保证按照要求操作，测试时间较短，患者也能够接受。

21 　什么是排尿日记？

　　排尿日记是评估尿失禁患者日常状况的重要工具。排尿日记就是患者保持数天的排尿记录，一般为 3 天排尿记录。患者把每次排尿时间、排尿量、发生漏尿的时间、漏尿的次数记录下来，另外，还要记录有没有尿急、尿频和夜尿，并且详细记录夜尿次数、尿急程度。

　　为保证患者填写的准确性，需要了解以下 4 个名词。

　　（1）尿急：一种强烈的想排尿的感觉，和憋尿时产生的感觉一样。

　　（2）夜尿：入睡以后，被排尿感催醒后发生的排尿。发生 1 次，记录 1 次，>1 次为夜尿增多。

　　（3）尿频：排尿次数过于频繁，白天排尿次数≥8 次。

　　（4）漏尿：即尿失禁，指尿液未经控制漏出尿道口。

　　排尿日记提供了有关患者膀胱功能的重要信息：24 小时尿

量、每天排尿的总次数、夜尿次数、平均排尿量及膀胱功能容量（日常生活中最大排尿量）。这些信息使医生能够用客观数据确定患者尿频的情况和尿量过多或过少。排尿日记可以用于鉴别压力性尿失禁和急迫性尿失禁。

患者可以自己在家中进行记录，就诊时可带着排尿日记，非常有助于医生的诊断（详见附录1）。

22 | 哪种类型的尿失禁需要进一步盆底专科检查？

（1）当基本检查不能明确诊断。

（2）计划对尿失禁实施手术治疗前。

（3）患者出现无泌尿系统感染的血尿。

（4）残余尿量增加。

（5）存在使治疗复杂化的神经系统疾病及严重的盆腔器官脱垂。

深入检查包括尿动力学检查、影像学检查、膀胱镜检查及神经学检查等。

23 | 我自己能评估尿失禁程度吗？

患者通过主观感受及客观测量初步评估尿失禁的程度。

（1）主观分度：根据患者的主观描述进行分度，压力性尿失禁分为轻、中、重度。

轻度：患者多在咳嗽、打喷嚏时不自主地漏尿，不需要使用尿垫。

中度：患者多在跑跳、快走等日常活动时出现不自主地漏尿，需要使用尿垫。

重度：患者多在轻微活动、平卧体位改变时，如起床时由卧位变成坐位，出现不自主的漏尿。

（2）客观分度：采用 1 小时尿垫试验。目前 1 小时尿垫试验的诊断标准并未统一，常用的标准如下。

轻度：0 g<1 小时漏尿量<2 g。

中度：2 g≤1 小时漏尿量<10 g。

重度：10 g≤1 小时漏尿量<50 g。

极重度：1 小时漏尿量≥50 g。

虽然患者自己能评估尿失禁程度，最终还需要医生诊断，确定是否要手术治疗。

24 | 我得了尿失禁，一定要做手术吗？

尿失禁不一定都要进行手术治疗，也可以进行非手术治疗。

一般认为，非手术治疗是压力性尿失禁的第一线治疗方法，对于轻、中度尿失禁患者有效。对于重度尿失禁患者治疗效果不理想，但是，可以作为手术治疗前后的辅助治疗。对于年龄较大或合并其他慢性疾病（如心脑血管疾病、脑卒中、糖尿病）的患者，由于无法耐受手术，非手术治疗可以在某种程度上减轻尿失禁的症状。

非手术治疗方法的优点是并发症少，风险小，即使不能完全治愈，也能不同程度地减轻尿失禁症状，患者的依从性较好。

25 | 医生在什么情形下才决定做手术呢？

压力性尿失禁和混合性尿失禁（以压力性尿失禁为主）可以进行手术治疗。

适合做手术的压力性尿失禁患者包括：①中、重度的解剖型的压力性尿失禁。②尿道内括约肌障碍引起的压力性尿失禁。③非手术治疗失败的压力性尿失禁。

不适合做手术的压力性尿失禁患者包括：①伴尿道原因的排空困难。②膀胱逼尿肌不稳定。③伴有严重的心、肝、肺、肾等疾病，不能耐受手术者。

26 | 压力性尿失禁的非手术治疗方法有哪些？

尿失禁的非手术治疗主要包括：生活方式干预、盆底肌肉锻炼、盆底电刺激/磁刺激、药物治疗、佩戴子宫托、射频消融等。其中生活方式干预和盆底肌肉训练是目前公认的压力性尿失禁的一线治疗方法。

生活方式干预包括减轻体重、戒烟、液体摄入管理、膀胱训练、避免强体力劳动（包括提拎重物和搬动重物）、避免参加增加腹压的体育运动等。自我的调整生活方式能有效地减轻或改善症状。

其中膀胱训练指的是患者学习如何控制排空膀胱的冲动，通过改变排尿习惯调节膀胱功能。患者记录每日的饮水和排尿情况，填写膀胱功能训练表，有意识延长排尿的间隔时间，学会通过抑制尿急而延迟排尿。膀胱训练的关键部分是制定排尿计划，醒来后排空膀胱，白天渐进（每周1次）延长排尿间隔，直到白天每3~4小时1次，晚上每4~8小时1次为宜。膀胱训练的临床治愈率为73%，对混合性尿失禁也有一定疗效。

其他非手术治疗如盆底肌肉锻炼、盆底电刺激/磁刺激、药物治疗等我们将在后续问题中解释。

27 | 什么是凯格尔运动？什么是生物反馈盆底康复运动？

凯格尔运动又称为盆底肌肉锻炼，是指患者有意识地对以耻骨-尾骨肌肉群为主的盆底肌肉群进行自主性收缩锻炼，以增强尿道的阻力，从而加强控尿能力。这种运动方法是由美国医生Amold Kegel 于 1948 年提出，半个多世纪以来在尿失禁的治疗中占据重要地位，目前仍然是压力性尿失禁最常用且最有效的非手术治疗方法。

开始时，患者意念要集中，呼吸保持深而缓，吸气时收缩肛门，再收缩尿道，产生盆底上提的感觉，需持续收缩 5 秒，呼气时放松。逐渐练习，延长收缩时间达到每次 10～15 秒，每天进行 3 组锻炼，每组持续 10～15 分钟。凯格尔运动在坐位、站位时均可进行，训练时需要注意肌肉收缩的强度、速率、收缩持续的时间、重复性和疲劳性。盆底肌功能锻炼可以达到增加盆底肌群及筋膜的肌力与张力的目的，利于盆底血液循环，坚持有效的训练治疗盆腔器官脱垂的有效率可达到50%～70%。

凯格尔运动要规律、正确，且达到一定时间才能够有效。注意不能收缩臀大肌及腹肌。患者躺着、坐着或者站着都可以进行练习，根据自己的情况进行练习，找到最容易练习的姿势，并且持续性加以训练。

那么，怎么样才能够找到正确的收缩肌肉群呢？可以将2根手指放入阴道内，感觉肌肉的收缩，如果指尖受到来自侧方的压力，则说明收缩是有效的，同时将一只手放到腹部，感受腹部肌肉是否放松。患者也可以尝试在排尿过程中突然停止排尿，以感受盆底肌肉如何发挥作用，当这些肌肉收缩时排尿中断，放松后又能够继续排尿。

怎样才能了解盆底锻炼的正确性呢？如果到医院检查，医生会借助于生物反馈记录仪来进行评估。生物反馈法就是采用模拟的声音信号或者视觉信号来反馈提示正常的和异常的盆底肌肉活动状态，患者可以通过仪器看到自己盆底肌肉的收缩力量及阴道内的压力值。

国家卫生健康委员会对女性盆底功能障碍高度重视。在国家卫生健康委妇幼司领导下，中华预防医学会和中华医学会设立了妇科盆底学组。在全国层面开展的"中国女性盆底功能障碍防治项目"工作，自下而上，建立三级诊疗模式，逐步构建筛查中心、防治中心、诊治中心，并且成立了培训中心和质控中心。对于广大女性来说，这是最好的福音。由此掀起了一股生物反馈盆底康复运动，目前，越来越多的妇幼保健机构及公共卫生机构开始积极宣传相关盆底健康知识，并且由女性盆底学的各学科带头人进行相关培训和讲座，普及相关知识。越来越多的医疗机构成立了产后盆底康复中心，越来越多的医务工作者投入此项工作中，相信随着知识的普及和宣传，会有越来越多的女性朋友关注自己的盆底健康。

28 什么是盆底电刺激？

虽然上面介绍了什么是凯格尔运动，也讲了如何去正确地寻找盆底肌肉，但是还是有一部分女性朋友无法正确地、有效地进行锻炼。对于这部分女性朋友，电磁刺激可以提供帮助。

盆底肌肉的收缩包括主动收缩和被动收缩，前面讲到的凯格尔运动属于主动收缩，盆底肌肉的被动收缩就是在利用盆底电磁刺激以后引起的肌肉收缩。通过盆底电刺激可以引起盆底肌肉收缩，从而增强盆底肌肉力量，提高关闭尿道的压力，改善控制排尿的能力。

目前，用于临床的电刺激设备是能够产生脉冲式超低频电磁场，是安全的。盆底电刺激治疗方法为每次 20 分钟，1 周 2 次。治疗 3 个月后，有效率能够达到 50%，生活质量也有明显的提高。

盆底电刺激仪器有固定式和便携式两种（图 2-1），女性朋友们可以到医院在医生指导下进行治疗，也可以用小仪器在家中自行锻炼，或者采用生物反馈和电刺激方法联合应用，主动收缩

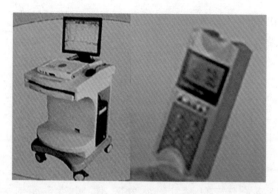

图2-1　固定式（左图）和便携式（右图）神经肌肉电刺激仪

和被动收缩同时接受训练，效果更好。

盆底电刺激安全有效，不良反应很少见，偶有个别人会感觉下腹痛或者下肢疼痛，但是发生率很低。

29 压力性尿失禁可以采用药物治疗吗？

迄今为止，尚缺乏全球公认的既有效又无不良反应的治疗压力性尿失禁的药物。目前主要用于治疗压力性尿失禁的药物如下。

（1）度洛西汀（duloxetine），在欧洲已被批准用于治疗女性压力性尿失禁，但其不良反应包括心理健康问题和自杀倾向。

（2）局部雌激素治疗：雌激素受体存在于整个生殖泌尿道和盆底肌肉组织中，雌激素用于治疗女性压力性尿失禁已有几十年的历史。经证实，阴道内局部使用雌三醇对更年期后的泌尿系萎缩、下尿路反复感染和压力性尿失禁的治疗是有效的。

30 | 压力性尿失禁的手术治疗有哪些选择？

压力性尿失禁的手术治疗方法有 150 余种，目前分为 3 大类：经阴道无张力尿道悬吊术、耻骨后膀胱尿道悬吊术和膀胱颈旁填充剂注射。都是目前手术治疗压力性尿失禁的有效方法。

（1）经阴道无张力尿道悬吊术（tension-free vaginal tape procedure，TVT）：根据手术路径主要分为 2 种，一种是经耻骨后路径穿刺，一种是经闭孔路径穿刺。

1）耻骨后路径：适用于尿道高活动性及内括约肌缺陷引起的压力性尿失禁。

2）闭孔路径：适用于尿道高活动性、压力性尿失禁，有耻骨后手术史及肥胖者更适合。

为了减少留在患者体内的吊带，维持手术的疗效及安全性，同时减轻术后疼痛等并发症，出现了阴道单切口微小吊带，但是其远期效果还有待验证。

（2）耻骨后膀胱尿道悬吊术（Burch colposuspension，Burch手术）：将膀胱颈水平的筋膜固定在髂耻韧带上，可以纠正在解剖上尿道和膀胱颈的过度活动。

（3）膀胱颈旁填充剂注射：主要适用于尿道内括约肌障碍型压力性尿失禁。但是该方法的有效性随着时间的推移逐渐下降，一般仅持续1~2年，有时需要再次注射。

31 | 抗尿失禁手术有什么风险及并发症？

抗尿失禁手术的风险及并发症主要有以下几种。

（1）出血：多为术中偶然穿刺损伤血管所致，文献报道约2.5%经耻骨后途径手术的病例会发生出血，而在闭孔路径中则罕见。术后可B超检查排除耻骨后血肿。血肿一般可经局部压迫、应用止血药物等处理成功。其他常见出血原因（如切口渗血），因为易于观察发现，一般出血量不多即被观察到。需加压包扎。

（2）膀胱、尿道损伤：多见于Burch手术、耻骨后路径的阴道无张力尿道中段悬吊术，为术中分膀胱颈周围组织时出现，或者弧形针穿过尿道旁的盆腔内筋膜进入耻骨后隙过深，没有控制好穿刺针导致膀胱、尿道损伤。文献报道，耻骨后路径的膀胱损伤发生率为4.0%~5.8%，闭孔路径的损伤发生率≤1%。

（3）术后排尿障碍：是悬吊带术治疗压力性尿失禁最常见并发症之一，其中耻骨后路径的发生率为 19.7%~47.0%，闭孔路径的发生率为 4%~11%。多数症状较轻，仅表现为术后排尿费劲、需用力、抬高臀部排出或多次才能将尿液排尽。症状较重患者可出现慢性尿潴留、排尿不尽感等。对于术后排尿困难患者的处理包括：轻度术后排尿障碍常系术中膀胱尿道水肿、痉挛、感染等引起，有的可能为术前原存在轻微逼尿肌功能减弱，这些排尿障碍症状多为短暂性，经 1 个月左右多可恢复，可予抗生素、解痉药及物理疗法、盆腔电刺激等对症治疗。

（4）切口感染：原因可能包括细菌侵入、血肿、异物、局部组织血供不良、全身抵抗力削弱等因素。临床表现为术后 3~5 天，切口疼痛加重，切口局部有红、肿、热和压痛，或有波动感等体征，并可伴有体温升高，因此，术后需要广谱抗生素预防感染。

（5）吊带侵蚀和暴露：多发生在吊带磨损阴道黏膜表面而外露，引起阴道分泌物增多和性生活不适，发生率为 1.6%~12.3%，多发生在术后 6 个月内，也可在 12 个月后发生。部分患者需要再次手术去除外露吊带。其发生原因与阴道壁局部感染、补片或吊带材质、术者的手术方法和技巧有关。

（6）腿痛：为闭孔路径的阴道无张力尿道中段悬吊术特有的并发症，因穿刺为盲穿，而闭孔神经前后支的走向各异，难以预防穿刺路径对闭孔神经前后支的损伤而出现腿痛。文献报道，经闭孔吊带术后有 12%~16% 的女性会出现腿痛，多发生于腹股沟区。

（7）其他：静脉血栓、闭孔神经损伤等，一般较罕见。

术前应详细询问病史、进行全身体格检查及必要的实验室检查，以明确诊断，排除手术禁忌证。

完善常规术前准备，包括血常规检查、尿常规检查、血生化检查、凝血功能检查、肝功能检查、感染相关检测，胸部 X 线片、心电图检查、B 超检查、一般要求行尿动力学检查等。术前一晚行阴道冲洗和肠道准备。手术当日禁食。围术期应用抗生素预防感染。

33 | 抗尿失禁术后有什么注意事项？

（1）术后排尿情况：抗尿失禁手术涉及尿道，可因黏膜组织水肿及全身麻醉药物作用，患者术后短期内排尿异常。拔除尿管后，嘱患者排尿 3 次后行 B 超检查测残余尿，余尿量<100 ml 时可出院。

（2）出血：观察阴道出血量，穿刺点有无渗血、渗液、血肿等。遵医嘱应用止血药物，术后 48 小时物理治疗可促使血肿吸收。

（3）体温：术后 24 小时内体温升高多是手术创伤引起的反应热。如为<38℃的低热，属于正常术后反应，无须临床特殊处理。若术后 24 小时以后体温突然升高，且持续不降，则应尽早查明发热原因。

（4）疼痛：术后疼痛一般比较轻微，可以口服镇静镇痛药提高患者舒适度。如果患者疼痛剧烈，应首先查明原因，以免贻误病情。

（5）活动：术后 3 个月内避免增加腹压的行为，治疗导致腹压增加的疾病有利于减少复发。

34 抗尿失禁手术后多长时间可以进行性生活？

术后 3 个月时结缔组织已嵌入吊带，可减少吊带侵蚀和暴露等问题。因此，建议术后 3 个月后可恢复性生活。

35 | 手术之后症状一定完全缓解吗？

文献报道，经阴道尿道中段悬吊术长期随访主、客观治愈率为80%~90%。个别患者术后仍有漏尿症状。手术客观评价标准：手术前、手术后行1小时尿垫试验了解漏尿尿量，无漏尿为治愈，漏尿量比术前减少≥50%为改善，漏尿量比术前减少<50%为无效。

36 | 手术后为什么要长期随诊？

要求患者术后长期随访的目的是了解手术效果、及时发现术后并发症，以及对出现并发症者给予及时治疗。

37 | 为什么医生希望我在术前和术后填写问卷呢？

为了更准确地反映尿失禁患者的症状和程度，评价尿失禁对性功能、生活质量的影响，国际上的学者研发了一系列患者自填式问卷来帮助妇科泌尿医生临床手术前后的评估，并且这些问卷已经过北京协和医院中文验证。通过患者术前填写这些问卷，能够较准确地评估尿失禁的程度，评价其对性生活及生活质量的影响。术后填写，可以评估手术对患者症状的缓解程度、对性生活和生活质量的改善程度及患者对手术的满意程度。在术后的长期随访过程中也应尽量让患者填写问卷，评估患者的病情变化及手术的长期疗效。有些医生可能并不需要患者填写这些问卷，但无论出现任何症状，患者都应该及时就医进行随诊。

38 | 什么是网片暴露？

在纠正尿失禁的不同类型手术中，多种术式都会使用吊带纠正尿失禁。实际上，吊带是使用非惰性材料人工合成的网片。合成网片植入体内后发生的网片暴露是指术后网片磨损阴道黏膜表面而外露的现象。网片暴露可以引起阴道分泌物增多和性生活不适。文献所报道的压力性尿失禁吊带术术后网片暴露的发生率范围在0~15%。网片暴露多发生在术后6个月内，但也可能延后至12个月后，其中50%以上需要再次手术去除外露吊带。网片暴露发生的原因主要与术者的手术操作、网片的材料、阴道微环境及机体对异物的相容性等相关。对阴道黏膜薄的绝经后患者给予术后短期雌激素治疗，有利于预防吊带侵蚀的发生。

39 | 压力性尿失禁的术后会有疼痛吗？

压力性尿失禁患者接受吊带术后，少数患者会出现疼痛。术后疼痛的原因是多方面的。术中损伤到神经、肌肉、骨膜等都会造成术后穿刺部位或者相关组织的疼痛。不同的手术方式，其术后发生疼痛的概率也不尽相同。术前有慢性腰腹部疼痛的患者，应警惕术后疼痛发生的可能。

40 | 手术后有哪些症状需要看医生？

如果做完手术后短期内出现下述症状时，可能与手术并发症相关，请立刻联系自己的手术医师：①下腹痛；②发热；③排尿困难；④排尿不尽；⑤尿频、尿急、尿痛；⑥腰部酸痛。这些情况可能提示耻骨后血肿、排空障碍及泌尿系统感染。

如果您术后一段时间后出现以下症状，也可能与手术并发症相关，应及时联系自己的手术医师：①大腿根部或下腹部隐痛；②阴道分泌物增多；③阴道出血；④性交痛；⑤性交后出血；⑥尿频、尿急、尿痛等。这些情况可能提示网片侵蚀、神经损伤、

女性盆底功能障碍100问

泌尿系统感染等情况。

41 尿失禁的症状还会复发吗？

　　尿失禁术后的疗效，主要分为主观治愈和客观治愈。主观治愈指患者自己感受在术后腹部加压动作时无尿失禁发生。客观治愈指术后患者妇科查体压力试验阴性，且复查 1 小时尿垫试验 <1 g。文献报道，术后 5 ~ 17 年客观治愈率可达 80% ~ 90%，术后 10 年主观治愈率可达 83%。仍有部分患者不能完全解决症状。

42 什么是急迫性尿失禁？

　　急迫性尿失禁指伴随在突发、强烈排尿欲望之后的不自主漏尿。女性急迫性尿失禁的患病率与年龄有关，有研究表明，18 ~ 20 岁者患病率为 1.6% ~ 22.8%，而 30 ~ 40 岁者患病率为 7.0% ~ 30.3%。急迫性尿失禁的发病机制尚不清楚，目前尿动力学检查可见其充盈期逼尿肌的不稳定收缩。

43 什么是膀胱过度活动症？

膀胱过度活动症指一组以尿急为特征的综合征，常伴尿频、夜尿症状，可伴有或不伴有急迫性尿失禁。尿动力学表现为逼尿肌过度活动或其他尿道膀胱功能障碍。尿急是膀胱过度活动症的主要症状，是一种突发强烈难以抑制的排尿欲望。此外，与其相关的膀胱刺激症状还包括排尿困难、尿线变细等尿道梗阻症状。尿频的定义为：排尿次数>8 次/天,夜尿增多>1 次/夜时。对于膀胱过度活动症的诊断，需要排除尿路感染等可能导致膀胱刺激症状的疾病。

44 什么类型的尿失禁不可以手术治疗？

急迫性尿失禁不能手术治疗，以急迫性尿失禁为主的混合性尿失禁手术效果不甚理想，建议先行非手术治疗。

急迫性尿失禁的治疗方法包括以下几种。

（1）病因治疗：针对有明确引起急迫性尿失禁的原发病进行相应治疗，尿失禁就可以随之改善。

（2）行为治疗：①生活方式指导。指导患者改变生活方式，如减肥、控制液体摄入量、减少咖啡因与酒精摄入、改善睡眠等，可以改善患者症状。②膀胱训练。通过膀胱训练，使患者能有意识地主动抑制膀胱收缩，从而达到增加膀胱容量的目的。方法有两种，一种方法是延迟排尿，延长排尿间隔时间，逐渐使每次排尿量>300 ml；另一种方法是定时排尿法，逐渐延长储尿时间，目标是能够自主控制排尿间隔3~4小时。③生物反馈治疗。借助生物反馈治疗仪，将膀胱的活动以声、光、图像等形式表达出来，当患者出现逼尿肌无抑制性收缩时，仪器即发出特定的信号，使患者能直接感知膀胱活动并有意识地逐渐学会自我控制，达到抑制膀胱收缩的目的。

（3）药物治疗：目前常用的是对膀胱具有高选择性的 M 受体阻滞药，如托特罗定和索利那新。其原理是通过抑制 M 受体抑制逼尿肌收缩，降低膀胱内压，增加膀胱容量，降低膀胱敏感性。不良反应包括口干、便秘、眼干、视物模糊、尿潴留等。闭角型青光眼的患者禁用。

（4）A 型肉毒毒素逼尿肌注射：对 M 受体拮抗药治疗效果欠佳或不能耐受不良反应者，可以使用 A 型肉毒毒素逼尿肌注射治疗。

（5）膀胱灌注辣椒辣素及其类似物：灌注后可降低膀胱感觉传入，对严重的膀胱感觉过敏者试用。

（6）神经调节：经阴道、肛门、经皮电神经调节治疗及磁刺激治疗，对部分患者有效。骶神经调节治疗，目前已获美国 FDA 认证并应用于临床的 InterStim 膀胱起搏器，对部分难治性的急迫性尿失禁患者有效，但是价格昂贵。

（7）外科手术：手术方法有膀胱扩大和尿流改道术。仅适用于严重低顺应性膀胱、膀胱安全容量过小，且危害上尿路功能或严重影响生活质量，经其他治疗无效者。

混合性尿失禁治疗的重点在于判断是以急迫性尿失禁为主，还是以压力性尿失禁为主。如果是以急迫性尿失禁为主的混合性尿失禁，首先治疗急迫性尿失禁，采用行为、药物、电刺激治疗。一段时间后判断治疗是否有效，有时急迫性尿失禁改善了，尿失禁也随之有所改善。如果是以压力性尿失禁为主的混合性尿失禁，通常会先以急迫性尿失禁行药物治疗3个月，因效果不理想而明确诊断为混合性尿失禁，再行抗尿失禁手术。

有的患者在这种情况下会比较着急，甚至有的患者觉得"手术没有效果，手术失败"，所以在此告诉大家，手术治疗以后如果仍有急迫性尿失禁存在，不要着急，观察一段时间就会好转。因为疾病本身就是混合性尿失禁，术后也不会很快完全恢复正常，可以辅助进行一些非手术治疗。

（陈　娟　梁　硕　刘景超

张华杰　张志博　朱　兰）

【参考文献】

[1] Schimpf MO, Rahn DD, Wheeler TL, et al. Sling surgery for stress urinary incontinence in women: a systematic review and metaanalysis. Am J Obstet Gynecol, 2014, 211 (1): 1-27.

女性盆底功能障碍100问

［2］ King RN, Lyman DJ. Polymers in contact with the body. Environ Health Perspect, 1975, 1171-1174.

［3］ Ogah J, Cody DJ, Rogerson L. Minimally invasive synthetic suburethral sling operations for stress urinary incontinence in women: a short version Cochrane review. Neurourol Urodyn, 2011, 30 (3): 284-291.

［4］ Haylen BT, Freeman RM, Swift SE, et al. An International Urogynecological Association (IUGA) /International Continence Society (ICS) joint terminology and classification of the complications related directly to the insertion of prostheses (meshes, implants, tapes) and grafts in female pelvic floor surgery. Int Urogynecol J, 2011, 22 (1): 3-15.

［5］ Health NCCFW. Urinary Incontinence in Women: The Management of Urinary Incontinence in Women. Rcog Press, 2013, 60 (8): 906-911.

［6］ Zhu L. The epidemiological study of women with urinary incontinence and risk factors for stress urinary incontinence in China. Menopause, 2009, 16 (4): 831-836.

［7］ Khandelwal CC, Kistler. Diagnosis of urinary incontinence. Am Fam Physician, 2013, 87 (8): 543-550.

［8］ Gormley EA. Diagnosis and treatment of overactive bladder (non-neurogenic) in adults: AUA/SUFU guideline amendment. J Urol, 2015, 193 (5): 1572-1580.

第 3 章

大便失禁

45 | 什么是大便失禁？

大便失禁是指不能自控地排出气体或粪便。目前认为，3 岁以上、每月至少出现 1 次、持续或反复不自主的排出超过 10 ml 肠道内容物即考虑为大便失禁。

46 | 大便失禁的病因是什么？

大便失禁常见的病因包括以下 3 种。

（1）全身性疾病表现出大便失禁：如细菌、病毒、寄生虫等引起的肠道感染；糖尿病、甲亢等内分泌疾病；溃疡性结肠炎或克罗恩病等免疫性疾病；创伤、肿瘤、出血等引起的脑部或脊髓损伤均可能引起大便失禁。

（2）解剖结构异常：如女性阴道分娩时由于胎儿过大、产钳助产或会阴切开等导致肛门括约肌断裂，盆底肌肉失去神经支配。外科手术如肛瘘修补、痔疮切除等破坏括约肌引起大便失禁。

（3）功能性肠道紊乱：如功能性腹泻、肠易激综合征等引起大便失禁。

47 | 大便失禁患者需要做哪些检查？

除了详细的病史询问和体格检查外，还需要进行以下辅助检查。

（1）肛管内超声：可以评估肛门内外括约肌连续性和厚度，是目前检测括约肌缺陷的最佳方法。若超声结果不确定或质量不好，则可考虑磁共振成像检查。

（2）肌电图评价：肛门内、外括约肌的神经肌肉功能及盆底神经病变。

（3）肛门测压法：主要采用水灌注测压导管或注水气囊。肛管静息压力反映肛门内括约肌的功能，最大限度主动收缩时，下段肛管的压力反映外括约肌功能。但肛管压力受很多因素影响，其评价作用有限。

（4）直肠镜检查：可单独进行或在结肠镜、纤维乙状结肠镜检查术中同时进行。

48 什么是陈旧性会阴裂伤？有必要手术治疗吗？

阴道分娩时造成的会阴裂伤，若未及时发现修补或修补后愈合不佳，以致留下伤痕，称为陈旧性会阴裂伤。除少数因意外损伤，多数由分娩因素如初产妇、急产、胎儿体重过大、产钳助产、会阴切开等损伤所致。临床上由轻至重分为Ⅰ～Ⅳ度。

由于会阴裂伤的程度不同，症状亦有轻重。裂口小、无症状者无须修补。严重者大便不能自控，会给患者造成心理和生理上的痛苦，还可能影响性生活，此时需要进行手术治疗。

49 术前需要做哪些准备？

术前应肠道准备3天，第1天需要进食半流食，第2天进流食和静脉补液，第3天禁食不禁水，静脉补液1天。肠道准备期间应注意补足入液量和电解质。

50 | 术后需要哪些辅助治疗？

术后为避免粪便污染修补的伤口，一般术后保持 1 周不排便，这有利于提高手术成功率。应给予患者充分的静脉营养支持治疗，同时每日口服洛哌丁胺类减缓肠道蠕动的药物。之后逐渐过渡至正常进食，避免第 1 次大便过度用力。在第 1 次大便前，可口服缓泻药或小心应用开塞露。术后应保持肛门区清洁，注意便后进行会阴冲洗。

51 | 如何进行肛门括约肌修补？

根据裂伤的程度及需要去除瘢痕的多少，设计切口的大小及分离阴道黏膜的范围。修补时遵循 8 条原则：①充分暴露裂伤部位。②完全切除瘢痕。③严密层次缝合（修补顺序依次为直肠黏膜、肛门内括约肌、肛门外括约肌、阴道黏膜及会阴体）。④彻底消灭无效腔。⑤谨慎止血。⑥积极预防感染。⑦给予良好的营养补充。⑧合理排便管理。

52 | 陈旧性会阴裂伤的患者手术治疗后再次分娩可以阴道分娩吗?

　　既往有括约肌撕裂史者再次阴道分娩时发生括约肌撕裂的风险会增加 5 倍,并可能增加大便失禁的风险。目前对再次分娩采用选择性剖宫产尚存在争议。

(陈　娜　邓　谋　孙智晶　朱　兰)

【参考文献】

　　[1] Faltin DL, Sangalli MR, Roche B, et. al. Weil A: Does a second delivery increase the risk of anal incontinence? BJOG: an international journal of obstetrics and gynaecology, 2001, 108 (7): 684-688.

　　[2] Fynes M, Donnelly V, Behan M, et al. Effect of second vaginal delivery on anorectal physiology and faecal continence: a prospective study. The Lancet, 1999, 354 (9183): 983-986.

　　[3] Aigmueller T, Umek W, Elenskaia K, et al. Guidelines for the management of third and fourth degree perineal tears after vaginal birth from the Austrian Urogynecology Working Group. Int Urogynecol J, 2013, 24 (4): 553-558.

　　[4] Barber MD. Towards evidence-based management of delivery following previous obstetric anal sphincter injury. BJOG: An International Journal of Obstetrics & Gynaecology, 2014, 121 (13): 1704-1704.

第4章

盆腔器官脱垂

53 | 盆腔器官脱垂包括哪些部分的脱垂？

　　盆腔器官脱垂是指盆腔器官和与其相邻的阴道壁突入阴道或从阴道脱出，包括解剖学上的改变和症状两方面。

　　现代解剖学对盆底结构的描述日趋细致，根据腔室理论，在垂直方向上将盆底分为前、中、后3个腔室，前腔室包括阴道前壁、膀胱、尿道；中腔室包括阴道顶部、子宫；后腔室包括阴道后壁和直肠。由此将脱垂量化到各个腔室。以上3个腔室组织缺陷均可导致相应部位的组织器官移位，形成脱垂。前盆腔组织缺陷主要指阴道前壁膨出，同时合并或不合并尿道和膀胱膨出；中盆腔组织缺陷以子宫或阴道穹脱垂（切除子宫患者），以及肠膨出、直肠子宫陷凹疝形成为特征；后盆腔组织缺陷主要包括阴道后壁膨出和直肠膨出。

54 | 什么是阴道前壁膨出？阴道前壁膨出就是膀胱膨出吗？

阴道前壁膨出是前盆腔组织缺陷所致，可以合并或不合并尿道和膀胱膨出，常伴不同程度的子宫脱垂。阴道前壁松弛可发生在阴道下段，即膀胱输尿管间嵴的远端，称为前膀胱膨出，与压力性尿失禁密切相关。也可发生在阴道上段，即膀胱输尿管间嵴的近端，称为后膀胱膨出，其为真性膀胱膨出，与压力性尿失禁无关。妇科检查可发现阴道前壁成球状膨出（图4-1），阴道口松弛，膨出膀胱柔软，该处阴道壁黏膜皱褶消失，如反复摩擦，

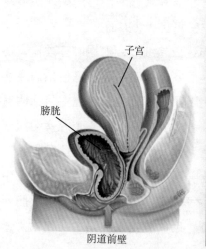
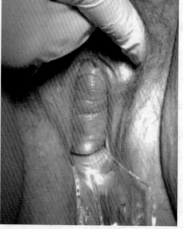

子宫

膀胱

阴道前壁

图4-1　阴道前壁膨出

可发生溃疡。诊断时应注意阴道前壁膨出是膀胱膨出还是尿道膨出，或者两者合并存在。

以上我们可以看出，阴道前壁膨出包括膀胱膨出，但阴道前壁膨出不等同于膀胱膨出。

55 | 什么是阴道后壁膨出？阴道后壁膨出就是直肠膨出吗？

阴道后壁膨出（图4-2）多因分娩时损伤所导致。如保持直肠后位的直肠壁肌肉和阴道旁肌肉结缔组织在损伤后未能修复，直肠向阴道后壁中段逐渐膨出，称为直肠膨出。如阴道穹处支持组织薄弱，可形成直肠子宫陷凹疝，疝囊内有小肠，称为肠膨出。妇科检查可见阴道后壁黏膜呈球状物膨出，阴道松弛，多伴会阴陈旧性裂伤。

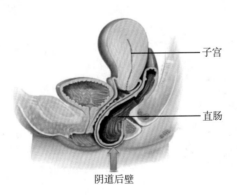

子宫

直肠

阴道后壁

图4-2 阴道后壁膨出示意图

因此，阴道后壁膨出并不等同于直肠膨出，也可能仅为阴道后壁黏膜膨出或为肠膨出，需根据肛门检查来区分和诊断。肛门检查时，手指向前方可触及向阴道突出的直肠，呈盲袋是直肠膨出；若无盲袋感觉，可能仅是阴道后壁黏膜膨出。当阴道后壁球形膨出位置较高达后穹隆时，应鉴别是否发生肠膨出，此时指检可触及疝囊内的小肠。

56 | 什么是子宫脱垂？

子宫从正常位置沿阴道下降，子宫颈外口达坐骨棘水平以下，甚至子宫全部脱出阴道口以外，称为子宫脱垂（图4-3）。通常是由于主韧带和子宫底骶韧带对阴道顶端的支持减弱所致。

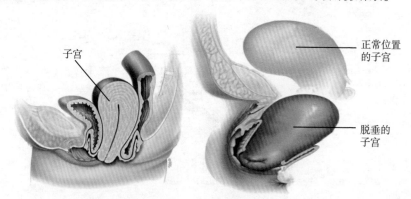

子宫

正常位置的子宫

脱垂的子宫

图4-3　子宫脱垂示意图

57 | 子宫切除术后为什么还会发生脱垂？

阴道支持轴的第一水平缺陷，即主韧带-子宫骶韧带的支持缺陷可导致子宫脱垂。因年龄、绝经和损伤等因素可导致盆底筋膜结构支持逐渐减弱，阴道穹顶端向下移位，进而发生阴道穹膨出（图4-4）。此外，子宫切除并不能避免因盆底各腔室组织缺陷而导致的其他盆底器官脱垂的发生，如阴道前壁膨出、阴道后壁膨出及直肠膨出等。因此，行子宫切除术时，为预防将来阴道穹膨出，可将子宫骶韧带、主韧带残端缝合于阴道顶端。对重度子宫脱垂行子宫切除术时，应考虑同时行重建手术。

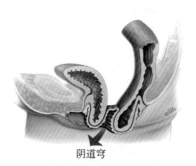

阴道穹

图4-4　阴道穹脱垂示意图

58 | 盆腔器官脱垂有什么表现和症状？

盆腔器官脱垂的患者主要症状为阴道口组织堵塞或有组织物脱出阴道，也会出现以下伴随症状，如盆腔压迫感或坠胀感、性功能改变，以及包括压力性尿失禁、尿频、尿急在内的尿路症状及便秘等（表4-1）。

表4-1　脱垂相关的伴随症状

盆腔压迫感或坠胀感

性功能改变

尿路症状

- 压力性尿失禁（包括既往有压力性尿失禁史、随脱垂加重该症状消失的情况）

- 尿急和急迫性尿失禁

- 混合性尿失禁

- 尿频

- 排空困难，如排尿延迟或尿不尽

- 需要减轻脱垂以排空膀胱

排便异常症状

- 便秘

- 为排便需要辅助减轻脱垂程度或增加腹部、阴道或直肠压力

59 | 有哪些疾病会"伪装"成盆腔器官脱垂？

（1）阴道壁肿物：阴道壁肿物在阴道壁内，固定、边界清楚。指诊时可于肿块上方触及子宫颈及子宫体。

（2）子宫颈延长：双合诊检查阴道内子宫颈虽长，但子宫体在盆腔内，屏气并不下移。当然，有一部分子宫颈延长见于早期的轻度的子宫脱垂。

（3）子宫黏膜下肌瘤：患者有月经过多病史，子宫颈口可见红色、质硬的肿块，表面找不到子宫颈口，但在其周围或一侧可扪及被扩张变薄的子宫颈边缘。

60 | 盆腔器官脱垂都需要治疗吗？

盆腔器官脱垂目前尚无统一标准治疗规范。盆腔器官脱垂的治疗基于它所产生的影响生活质量的症状，而不只是基于脱垂的临床所见。对于没有症状或症状轻的患者，更合理的处理方案是选择观察而不是手术治疗。

在全面的了解病史和体格检查之后，有严重症状需要治疗的患者应该接受相应的治疗。对于没有脱垂所特有症状的患者，没有证据支持对脱垂的早期治疗能够有更好的结局。对于无症状患者给予外科修复是完全没有必要的。目前，我们尚不能预测哪些患者会加重或经历多长时间发展为症状性脱垂。因此，一般情况下对于无症状患者不推荐手术干预。但是，对于无症状性脱垂患者仍有一些建议可指导她们进行一些生活方式干预，降低她们发展成症状性脱垂的可能性。

61 | 盆腔器官脱垂可以通过"盆底锻炼"治好吗？

"盆底锻炼"准确地说应为"盆底肌肉锻炼"，又称为凯格尔运动。具体方法为患者行收缩肛门运动，用力收缩盆底肌肉3秒以上后放松，每次10~15分钟，每日2~3次。通过增加盆底肌肉群的张力来达到预防脱垂加重、减轻症状的严重程度及避免或延缓手术干预的目的。主要适用于分期为轻度的患者。

尽管原理简单，但能否正确掌握盆底肌肉的收缩方法至关重要，可通过生物反馈法帮助患者进行正确的盆底锻炼，从而达到锻炼效果。此外，能否持之以恒是达到锻炼效果的另一个关键因素。对于重度脱垂患者，仅依靠"盆底锻炼"并不能取得良好疗效，所以不能笼统地说其能否治好盆腔器官脱垂。对于轻到中度的患者，医生会推荐子宫托作为临时的治疗或术前治疗。

62 | 子宫托是一种什么样的治疗方法？

　　子宫托是一种支持子宫及阴道壁并使其维持在阴道内而不脱出的工具，有支撑型和填充型（图4-5），目前，常用的是硅胶材质环形填充型及牛角形子宫托。子宫托是子宫脱垂患者非手术治疗的一线治疗方法，其优点是并发症少，患者经学习后能自己操作。

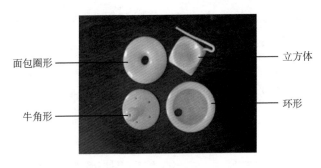

面包圈形 ————　　　　　　　　————立方体

牛角形 ————　　　　　　　　————环形

图4-5　常见子宫托形态

63 | 对于老年人来说，子宫托是不是很难操作？

　　子宫托放置较为简单，患者经过学习后多能自己操作。医生教会患者怎样放置和取出，患者根据自己的情况可以在站立位，也可以在平卧位进行。环形子宫托是最常用的类型，容易折叠、插入和取出。牛角形子宫托对患者来讲稍难放入和取出，取出时需先释放其吸力，可由患者家属帮忙进行操作。

64 | 通常子宫托使用寿命是多久？子宫托放置后可以不再取出吗？

目前我们常用的硅胶子宫托可以使用 3~5 年，之后可根据患者病情变化来继续使用该型号子宫托或更换型号，抑或改用其他治疗方法。子宫托放置后应间断性地取出、清洗并重新放置，否则会出现瘘、溃疡、嵌顿、出血和感染等严重后果。

65 | 子宫托最宜多久取出清洗一次？

目前我们常用的是环形和牛角形子宫托，一般每 2~3 天取出并清洗一次，使用清水清洗即可。

66 | 怎样选择子宫托？

医生根据患者阴道宽度和长度估计子宫托的大小，确定大小以后，再根据患者的需要及活动水平来选择合适的类型。放置后嘱患者站立、做屏气增加腹压动作（Valsalva 动作）、咳嗽来确保子宫托不脱落。合适的大小常体现在子宫托和阴道壁之间能容纳下示指。

67 | 使用子宫托有什么注意事项吗？

（1）注意每 2~3 天取出并清洗子宫托，应用习惯后可最长至 1 周取放 1 次。

（2）局部雌激素的使用：对于既往无乳腺癌病史及绝经后子宫内膜无异常增生的患者，可每周阴道局部用雌激素 2 次，以预防并发症的产生。

（3）注意定期随访，检查子宫托的放置是否正确，周围组织是否有压痛、溃疡等表现。

68 | 什么时候需要做手术治疗子宫脱垂？ 什么时候可以不做？

当您有严重的盆腔器官脱垂症状（见第 69 问）影响生活，经过非手术治疗（如之前提到的凯格尔运动、生物反馈、盆底康复、子宫托等）没有效果，或者因各种原因不愿意接受非手术治疗时，可以考虑进行手术治疗。

如果您的盆腔器官脱垂疾病属于以下几种情况，可以选择不做手术。

（1）症状较轻，不太影响生活，可以选择非手术治疗和改变生活方式，之后观察脱垂症状有无改善。

（2）同时患有严重的内科疾病，不能耐受手术。如严重心脏病、未控制的高血压或糖尿病、肝功能损害、肾功能不全、恶性肿瘤等，经过内科、麻醉科评估若不能耐受手术，可以选择非手术治疗。

（3）正处于阴道炎、盆腔炎、阴道溃疡的急性期，须等待治愈后再行手术；有生育要求或在妊娠期间，建议完成生育后再行手术。

（4）个人意愿拒绝做手术。

您需知道，所有盆腔器官脱垂疾病都应该给予非手术治疗的机会！

69 | 子宫脱垂的手术能解决所有问题吗？

手术治疗的基本目的是为了缓解症状，许多术式还能重建阴道的解剖来恢复或改善性功能。但手术不是一劳永逸的，手术后可能出现并发症，甚至复发，所以术后仍然需要改善生活方式、辅助其他非手术治疗，并且定期复查。

70 | 治疗子宫脱垂有几种手术方式？

治疗子宫脱垂的手术大致分为以下两类。

（1）重建性手术：应用自身的筋膜作为支持结构，或者用永久性的移植物来代替缺损的结构。

（2）封闭性手术：封闭或部分封闭阴道。

手术路径包括经阴道、开腹和腹腔镜。根据脱垂的程度和部位，手术可能包括阴道前壁、阴道顶端、阴道后壁和会阴体的修补，还可能同时进行尿失禁和大便失禁的手术。

抗脱垂的手术多种多样，我们会在后面的问题内容为您介绍常见的手术方式，您的手术医生也会向您和您的家属介绍各种手术方式的适应证、优缺点、移植物等。具体的手术选择要根据脱垂的部位和程度、全身情况、年龄、个人意愿、性生活要求及经济状况等综合而定。

71 | 什么是阴道骶骨固定术？

阴道骶骨固定术的基本方法是利用合成网片，将阴道穹悬吊于骶骨前的坚韧纤维组织上，恢复阴道顶端的正常解剖位置（图4-6）。

手术可以通过开腹或腹腔镜下进行，无生育要求者通常同时切除子宫。此手术治愈率综合报道为90%左右。并发症主要有出血（骶前血管丰富）及网片侵蚀等。

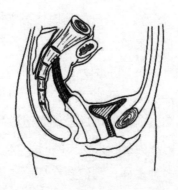

图4-6　阴道骶骨固定术示意图

女性盆底功能障碍100问

72 什么是骶棘韧带固定术？

　　骶棘韧带固定术是指将脱垂的阴道顶端固定在容易触及的骶棘韧带上，可行单侧或双侧固定（图4-7）。

　　手术通常在全麻下经阴道进行，可以同时进行其他脱垂相关或尿失禁的操作。此手术的成功率较高，安全性高，但要求阴道有一定长度，不适合阴道缩短或狭窄的患者。并发症包括出血、腰骶部疼痛、腿痛及术后新发尿失禁。

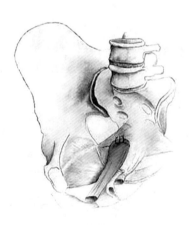

图4-7　骶棘韧带固定术示意图

73 什么是高位骶韧带悬吊术？

高位骶韧带悬吊术是指将子宫骶韧带自身折叠缩短缝合。"高位"是指缝合缩短后的子宫骶韧带在坐骨棘水平。

手术可以经阴道、开腹、腹腔镜进行，治愈率约为 80%，优点是能够维持阴道正常的轴向和长度，适合较年轻、性生活活跃的患者。但是仅用子宫骶韧带作为加强支持组织存在复发的风险。手术的并发症主要为输尿管的扭曲和损伤。

74 什么是阴道封闭术？

阴道封闭术分为阴道全封闭和半封闭术。保留子宫的阴道半封闭术更常见，是指缝合阴道前、后壁中间大部分，使阴道大部分闭合，两侧留孔道。通常术前除外子宫颈和子宫内膜病变，不切除子宫。阴道全封闭术需同时行经阴道全子宫切除术、全阴道切除术及阴道闭合术，需注意如合并有肠膨出，需高位关闭腹膜形成的疝囊后再行阴道闭合。

该手术经阴道进行，操作简单、效果好、安全性高，但因患者多为高龄同时患有其他内科疾病，麻醉过程中需要警惕心脑血管意外等发生。同时，术后可能造成的性功能丧失、生理和心理障碍需要引起关注。

适合人群：高龄、有内科合并症无法耐受腹部手术、无性生活要求的患者。

75 | 什么是经阴道植入补片的手术?

是指利用异体的移植物材料或悬吊或支持加固脱垂的盆底器官的手术。目前用于妇科盆底手术的替代移植物有人工合成网片（如聚丙烯）和生物补片 2 类。

经阴道植入合成网片的全盆底重建术需严格掌握适应证。适用于复发的高龄、脱垂严重的患者。目前关于生物补片的临床应用数据有限，仍需进一步积累和验证。

76 | 抗脱垂的手术要不要切除子宫?

传统的观点认为，只有当子宫脱垂的患者希望保留子宫时，才考虑保留子宫，通常建议完成生育后再行手术。近年来，越来越多的人开始关注保留子宫这个生育器官带来的心理学价值的变化，会因为各种原因希望保留子宫。

一般认为，若没有保留子宫的禁忌证（如子宫颈病变或子宫病变）时，保留子宫的抗脱垂手术可作为一种手术选择，但其有效性及安全性还需要长期随访的数据支持。

所以抗脱垂手术是否同时切除子宫需要综合判断，对于因为脱垂的部位和程度，或同时存在子宫颈或子宫病变、没有再次生育要求的患者，可以同时切除子宫。

77 抗脱垂手术有什么风险？

抗脱垂手术的并发症可分为 3 类：手术风险、特定手术方式的风险、移植物相关的风险。

（1）手术风险：无论什么手术都可能存在风险，如麻醉意外、麻醉过程中的心脑血管风险、周围脏器的损伤、术后静脉栓塞、术后感染等。

（2）特定手术方式的风险：抗脱垂手术相关的并发症以出血、血肿、疼痛、感染、阴部神经损伤、排尿及排便问题为主。

（3）移植物相关的风险：人工合成网片可能出现网片暴露、侵蚀、疼痛、性交痛、泌尿系感染等问题，生物补片的排异少、延展性好，但抗张能力较差，且来源不易，手术效果缺乏长期随访数据。

78 | 术前需要做什么准备？

抗脱垂手术之前需要进行完整的术前评估。

（1）症状评估：询问脱垂相关的症状（如阴道脱出物摩擦）、非特异性的不适（如腰部坠胀感）、排尿相关症状（如尿频、尿急、排尿困难、尿失禁）、排便相关症状（如排便困难）、性功能（如性交疼痛），填写盆底功能影响及性生活质量问卷。

（2）体格检查

1）准备：患者采用膀胱截石位（仰卧、双腿置于腿架上），深吸气后用力向下屏气（Valsalva 动作）或做其他增加腹压动作（如咳嗽）使脱垂达到最大限度。

2）妇科检查：查看外阴和阴道，特别是脱垂的阴道是否有溃疡，采用 POP-Q 分期明确脱垂程度（图 4-8），然后将脱垂部位还纳，做双合诊和三合诊检查；两指放置于阴道，嘱患者收缩盆底肌肉，评价盆底肌收缩力。

（3）辅助检查

1）膀胱功能检查：应将脱垂复位进行基础膀胱功能测定，包括门诊膀胱内压测定（膀胱感觉的评估），以及尿培养、残余尿测定等。

2）尿流动力学检查：如果患者有尿失禁的问题或考虑行手

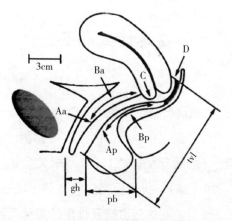

图 4-8 POP-Q 的 6 点解剖位置及阴裂、会阴体、阴道长度示意图

术，需要行 1 小时尿垫试验、尿流动力学检查，评估尿失禁情况，决定是否需要行抗尿失禁手术。

3）妇科检查：需行子宫颈细胞学、盆腔超声等排除子宫颈病变或其他器质性疾病，决定手术时是否同时处理盆腔病变。

4）术前全身检查和评估：基本的术前检查包括血型、感染相关检查、血常规检查、尿常规检查、肝肾功能检查、凝血功能检查、心电图检查及胸部 X 线片，因为脱垂患者多为中老年人，常合并其他内科疾病（如高血压、糖尿病、冠心病等），可能需要进一步行心脏超声、肺功能等了解心肺情况，并且请内科及麻醉科会诊，明确无手术禁忌证。

（4）沟通与合作

决定手术之前，需要医生和患者进行良好沟通，讨论是否有生育需求、性生活需求、经济状况等后，决定具体的手术方式。部分脱垂患者因为脱出物的摩擦有阴道溃疡，需要较长时间的治疗，愈合后才能行手术，这就需要患者和患者家属的积极配合。

作为患者，您需要了解手术之前的准备有以下几点。①知情同意：在手术前，医生会和患者及家属再次明确手术的方式及可能出现的风险，签署知情同意书。②肠道准备：手术前1晚禁食、禁水，可能会服用硫酸镁或使用甘油灌肠液进行肠道准备。③皮肤准备：手术前1日洗澡，刮净腹部毛发、阴毛。④心理准备：手术之前难免紧张、焦虑，如果有什么问题，提前与医生或护士进行沟通。

79 | 术后需要注意什么？

（1）老年患者接受的阴道封闭术后不能再进行性生活。其他抗脱垂手术术后建议至少3个月以后才能开始性生活。

（2）绝经患者术后阴道局部应用雌激素，至少6个月以上。

（3）保持大便通畅，避免便秘和长期咳嗽等，避免提重物和（或）增加腹压的活动。

（4）规律随访终生，及时发现复发，处理手术并发症。

80 | 我需要在术后进行长期随诊吗？

　　是的，医生要了解手术的效果，判断是否需要辅助其他非手术方法（如盆底康复）等治疗，同时手术之后也可能出现各种远期并发症，如感染、网片侵蚀等，甚至可能再次复发，所以我国的诊疗指南建议术后规律随访终生，一般术后 3 个月首次回门诊随访，此后术后 6 个月、12 个月，至每年随访，及时发现复发，处理手术并发症。

81 | 随访时要做什么？

　　（1）问诊：了解术后出现的不适，相比于术前，脱垂症状是否有所改善，性生活是否存在问题等。完成问卷调查。

　　（2）体格检查：医生会再次进行妇科检查（POP-Q 评分），与术前对比是否有改善，或与前次随访对比是否有复发。

　　（3）辅助检查：术后盆腔超声检查，查看是否有并发症。

82 | 医生为什么希望我术前术后填写问卷呢？

对于脱垂相关临床症状的研究方法目前主要采用术前、术后的问卷调查，包括盆底功能影响问卷–短表 7、盆底功能障碍问卷–短表 20 及性生活质量问卷。

因为治疗方式的选择通常取决于脱垂的程度、症状的严重程度和患者的意愿等，脱垂的程度可以通过 POP-Q 评分客观评价，但脱垂同时也会影响排尿、排便和性功能，这些主观症状的严重程度的判断则需要通过术前的问卷来进行标准化。

此外，术后的问卷用来与术前对比，判断手术的有效性，以及是否存在新发的排尿、排便、性功能障碍。

（艾芳芳　陈春范　融

孙智晶　周慧梅）

【参考文献】

［1］Haylen BT, Maher CF, Barber MD. An International Urogynecological Association（IUGA）/ International Continence Society（ICS）joint report on the terminology for female pelvic organ prolapse（POP）. IntUrogynecol J, 2016, 27（2）：165-194.

［2］朱兰，郎景和. 女性盆底学. 2 版. 北京：人民卫生出版社，2014：113-121.

［3］丰有吉，沈铿. 妇产科学. 2 版. 北京：人民卫生出版社，2005：

387 -390.

[4] Walters MD, Karram MM. 妇科泌尿学与盆底重建外科. 王建六, 译. 北京：人民卫生出版社, 2008：216-272.

[5] 中华医学会妇产科学分会妇科盆底学组. 盆腔器官脱垂的中国诊治指南（草案）. 中华妇产科杂志, 2014, 49（9）：647-651.

[6] 曹泽毅. 中华妇产科学. 北京：人民卫生出版社, 2014：1694-1714.

女性盆底功能障碍 100 问

第 5 章

慢性盆腔痛

83 | 什么是慢性盆腔痛？

慢性盆腔痛是骨盆及骨盆周围组织器官持续 6 个月以上的疼痛。慢性盆腔痛是一类常见的妇科疾病，据统计，这类患者可占妇科门诊 10%～40%。通常疼痛的发生与女性的生殖器官有关，有时也与泌尿道或者肠道有关。

慢性盆腔痛的产生可能和以下疾病有关。

（1）子宫内膜异位症：本疾病的产生是由于子宫内膜细胞生长到子宫之外的地方。患者通常会在月经期有剧烈的疼痛。有时这种疾病会造成不孕。

（2）盆腔炎症性疾病：盆腔炎症性疾病是由于感染所导致。部分在感染期间或治疗之后仍然会有长时间的疼痛，这可能会造成不孕。

（3）肠易激综合征：肠易激综合征影响肠道，导致疼痛和肠蠕动的问题。肠易激综合征的女性患者通常会有腹泻或便秘，或腹泻、便秘交替发作。

（4）间质性膀胱炎：间质性膀胱炎又称膀胱疼痛综合征。这种疾病在膀胱充盈的时候会引起疼痛，而在排空膀胱之后疼痛会有所减轻，会导致患者经常如厕。

（5）盆底肌筋膜疼：主要是指骨盆区域肌肉和肌肉连接筋膜的疼痛。

（6）纤维肌痛：这种疼痛通常会导致全身多处区域的疼痛，不仅仅局限于盆腔的区域。

（7）其他：还有一些少见情况也可以导致盆腔疼痛。

84 | 我应该做哪些基本检查？

如果您有盆腔痛的问题，您的医生通常会给您做一些常规的盆腔检查（如双合诊检查），可能还会给您安排一些常规检查，如血常规检查、尿常规检查及盆腔超声检查。根据不同的情况，可选择进一步的有创检查，如膀胱镜检查及肠镜检查等。

85 什么是子宫内膜异位症？

正常子宫内膜细胞仅存在于女性子宫内，当这些细胞因某些原因出现在子宫外，并生长、出血时，就可能产生一些症状。常见的症状如盆腔疼痛和不孕，这就是子宫内膜异位症。

某些患者可以没有症状，但是多数会有盆腔疼痛，通常发生在：①月经前或月经中；②两次月经之间；③性交中或性交后；④排尿或肠蠕动时（通常是月经期中）。其他症状包括不孕和卵巢肿物。

上述症状也可能是子宫内膜异位症以外的原因导致。但是如果您有上述症状，应该前往妇科门诊就诊。

86 子宫内膜异位症如何治疗？

子宫内膜异位症有多种治疗方式，最佳的治疗取决于您的症状和生育的意向。

医生可能建议您使用以下药物。

（1）镇痛药：仅用于疼痛的对症治疗，并不能去除病因。

（2）口服避孕药：可以减轻疼痛，但不适用于有生育愿望的患者。

（3）假绝经疗法或假孕疗法：可以阻断月经周期。这种治疗有一定不良反应，通常治疗不会超过 1 年。这同样不适用于有生育愿望的患者。

（4）手术治疗：适用于药物治疗后症状不缓解或加重、生育功能未恢复者及较大的卵巢内膜异位囊肿者。目前，腹腔镜手术是首选的手术方式。

87 | 为什么会形成盆腔粘连？有什么治疗方法吗？

盆腔粘连为盆腔内组织、器官之间非正常连接部位形成的连接，通常由于局部的损伤和炎症导致。其背后的病因可能为盆腔炎症性疾病、子宫内膜异位症、盆腔内结核病、肠道疾病、盆腔手术和放射治疗等。盆腔粘连形成后，患者可能没有症状，部分患者则会有持续性的盆腔疼痛。除此之外，由于盆腔粘连可能影响卵巢、输卵管等脏器的应用功能，部分患者会出现不孕等情况。

针对有症状的盆腔粘连患者通常采用的治疗方法有应用镇痛药和物理治疗，如果这些都无效，则可以采用手术治疗。粘连分解手术可以有效地解决粘连问题，部分患者术后疼痛缓解。但也有部分患者在术后疼痛没有缓解，可能与粘连的复发或再度形成有关。

88 | 我得的是盆腔炎吗？怎么治疗？

盆腔炎属于女性生殖系统的感染之一。盆腔炎最常见的感染途径是性交。衣原体和淋病是盆腔炎最常见的 2 种病原菌。盆腔炎能够引起盆腔慢性疼痛，性交时腹痛加重；炎症也能在输卵管上形成疤痕，阻止卵子和精子的相会，从而导致不孕。其他的症状包括发热、寒战、恶心、阴道排液和阴道出血等。

得出盆腔炎的明确诊断并不容易，但是您的医生可以通过交谈了解您是否存在盆腔炎的诱因，通过查体确认您的盆腔感染症状是否存在，然后进行尿液、血液等检查排除其他病因。根据您的具体病情，可能还需要做以下检查。①B 超：为无痛检查，可以反映出您体内器官的大致结构。②阴道拭子的细菌培养：可以了解阴道有无致病菌存在。③必要时也可采用腹腔镜等有创检查及治疗。

治疗盆腔炎要应用抗生素。抗生素的种类繁多，使用方式因人而异。部分患者使用片剂，部分患者使用针剂，还有部分患者需要在医院注射抗生素后回家继续口服片剂。您的医生会依据您的具体情况，选用最适合您的治疗方法。

对您来说，遵循医嘱按疗程服药非常重要，即使您在服用完一疗程的所有药物之前已经感觉好了很多，仍然要按照疗程服完药物，不能自行停药。如果您中途停药，治疗就会半途而废。

89 什么叫盆腔静脉淤血综合征？

正常情况下，盆腔的血液经过盆腔内血管最终回流回心脏。某些情况下，由于激素水平及静脉本身结构的原因，静脉血液逆行回到盆腔内血管，使血管充盈，引发下腹坠痛不适，称之盆腔静脉淤血综合征。

盆腔静脉淤血综合征造成盆腔痛有如下特点：①单侧或双侧的站立疼痛。②性交痛。③平卧休息可以缓解。

盆腔静脉淤血综合征症状具有不确定性，许多其他的疾病也可以造成类似的症状，诊断比较困难。您的医生可能会对您进行问诊和体格检查，并为您安排盆腔超声、CT、MRI或血管造影等检查。其中，有创的血管造影最有助于明确诊断。

盆腔静脉淤血综合征的治疗方式主要包括以下几种。①镇痛药：对于疼痛的对症治疗，用于疼痛较轻的患者。②血管介入治疗：血管介入治疗可以在微创的条件下对盆腔静脉进行栓塞，即堵塞血管，以达到阻止静脉血液逆流的目的。③手术治疗：盆腔血管高位结扎手术可以治愈部分患者，但是由于同时切断了进入盆腔的神经，容易导致疼痛复发；血管介入手术开展后，现已很少使用。

90 | 什么是间质性膀胱炎?

间质性膀胱炎在男性、女性中均可发生,但在女性中更常见。间质性膀胱炎的原因目前尚不清楚,但一般认为是由于膀胱内壁结构异常所致。其主要症状是膀胱疼痛和尿频。很多时候,间质性膀胱炎是自行发生的。

(1) 间质性膀胱炎的表现有哪些?

所有的膀胱炎患者都有膀胱疼痛的表现,且在排尿后可以缓解。其他的常见表现为:①尿不净感(但您不一定真的不能排空尿液);②尿频;③下腹部疼痛或尿道口周边疼痛。

间质性膀胱炎的临床表现在不同患者间差异较大,临床症状可以很轻,也可以很严重。患者并不是每天都有膀胱痛或尿频出现,但会阵发性的加重。下列情况,患者会出现症状加重:①吃了某些食物或喝了某种饮料后;②女性的月经周期中;③性交后或久坐后;④精神压力较大时。

(2) 我应该做哪些检查?

没有任何检查能够直接诊断间质性膀胱炎。但是您的医生会与您交流,进行查体,也可能做尿常规检查。依据这些初步检查的结果,您的医生可能会再进一步做膀胱镜检查。膀胱镜检查中,医生会将一端带摄像头的管子放入尿道中,然后向前推进到达膀胱，这样医生就可以非常直观地看到膀胱的内部情况，判断膀胱是否异常。

(3) 间质性膀胱炎如何治疗？

间质性膀胱炎有许多治疗方法，多数患者需要多种治疗手段。

1) 膀胱功能训练法：您可以通过尽可能长时间的憋尿，减少排尿次数来训练您的膀胱功能。比如，如果您每30分钟需要排尿1次，就尽可能憋到45分钟再去排尿。

2) 物理疗法：很多间质性膀胱炎患者表现为下腹部、腹股沟和臀部肌肉发紧和疼痛，进行物理治疗可以帮助肌肉松弛。

3) 药物：医生可以使用多种药物治疗间质性膀胱炎。药物能够修复膀胱内壁，同时能够缓解疼痛。

4) 手术：当上述治疗方法都使用过，但患者的症状仍然不能缓解时，可以考虑手术治疗。医生在患者背部放入一个联接膀胱神经的小装置，这个装置能够将电信号发射至膀胱神经，阻断神经的痛觉感受。

(4) 怎样预防间质性膀胱炎的发作？

1) 不吃、不饮加重间质性膀胱炎症状的食物和饮料。

2) 不参与加重症状的体育运动。

3) 发生膀胱感染时，及时予以治疗。

(5) 长期疼痛怎么办？

如果您有长期疼痛，应当及时就诊并进行综合治疗。很多患者觉得与心理咨询师交谈能够有效缓解自身的疼痛感受。

91 | 什么是肠易激综合征?

肠易激综合征能够引起患者腹痛和排便问题。部分患者表现为餐后的胃痛或腹胀,部分患者表现为各种各样的排便问题。比如部分患者出现频繁腹泻和水样便,另一些患者则表现为便秘,还有一部分患者表现为反复交替的腹泻和便秘。

92 | 肠易激综合征如何诊断?如何治疗?

与其他疾病不同,肠易激综合征并没有特异性的检查可以明确诊断。但是您的医生可以通过了解您疾病的情况来判断您是否有肠易激综合征。由于临床中有很多疾病也能导致和肠易激综合征类似的症状,可以通过检查排除其他疾病来帮助诊断。

如果怀疑患有肠易激综合征,您应该开始注意以下几点。

(1)开始写日记,记录自己每天吃了什么,做了什么,感觉如何。这样做可以帮助您自己了解,您做的事或吃的东西是否会让自己的症状好转或加重。

(2)不吃会加重症状的食物。禁食产气的食物如牛奶、冰淇淋等奶制品 2 周。向您的主治医生咨询,了解哪些食物能够加重症状。

（3）如果您便秘，建议增加纤维素的摄入。您可以多吃水果和蔬菜，或者选择纤维素药片和粉末。但如果摄入过多纤维素亦导致肠易激综合征症状加重，应及时减少摄入量。

（4）运动：每周3~5天，每次20~60分钟的锻炼。研究表明，运动能够有效改善肠易激综合征的症状。

除此以外，某些药物可以缓解肠易激综合征的症状，但不能彻底治愈。心理咨询也能够帮助您，因为压力和焦虑能够加重肠易激综合征的症状。当确诊为肠易激综合征后，症状会伴随一生。但是，大多数患者还是能够找到改善症状的方法，应当与您的主治医生多进行沟通。

（史宏晖　王轶男　周慧梅）

【参考文献】

［1］Peery AF, Dellon ES, Lund J, et al. Burden of gastrointestinal disease in the United States: 2012 update. Gastroenterology, 2012, 143: 1179.

［2］Mearin F, Lacy BE, Chang L, et al. Bowel Disorders. Gastroenterology, 2016.

［3］Spanier JA, Howden CW, Jones MP. A systematic review of alternative therapies in the irritable bowel syndrome. Arch Intern Med, 2003, 163: 265.

第 6 章

性功能障碍

93 什么是性欲和性行为？

性欲是人类本能之一，是一种在一定的生理和心理基础上，在性刺激的激发下产生与性伴侣完成身心结合的欲望。性欲在青春期前不明显，青春期后逐渐增强并成熟，在绝经后逐渐减弱，但能保持终身。

性行为是人类体验及表达性能力的行为。它包括多种形式，例如性交、接吻、拥抱、爱抚、自慰等。性行为涉及社会、认知、情感、生理等多方面，必须受社会道德规范和法律约束。

94 女性的性反应周期怎么划分？

　　性反应周期是指受性刺激后经历的一系列生理反应，包括兴奋期、平台期、高潮期和消退期（图6-1）。

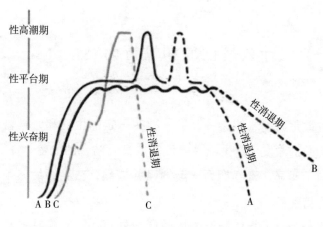

图 6-1　女性性反应周期

95 女性性功能障碍包括那些内容？

　　性功能障碍是指个人或性伴侣在性行为的任一阶段遇到困

难。患者感到极度痛苦或双方关系紧张至少 6 个月（除外药物导致的性功能障碍）。根据 1998 年美国泌尿系统疾病性功能健康委员会提出的分类，女性性功能障碍分为 4 类：性欲障碍、性唤起障碍、性高潮障碍、性交痛。其中性欲障碍和性高潮障碍常见。

96 什么是性交痛？

性交疼痛障碍包括性交痛、阴道痉挛、外阴痛。性交痛与阴道干燥有关，病因包括性刺激或性兴奋不足、绝经或妊娠哺乳导致的激素水平改变、避孕乳液刺激、对性的焦虑恐惧等。阴道痉挛的病因不清，可能与既往性创伤有关。外阴痛可能与外阴阴道区域的皮肤问题有关。

97 性功能评估是什么？

性功能可通过多种问卷进行评估，目前临床最常用的是女性性功能指数评估表（参见附录 2）。

98 | 盆底功能障碍性疾病为什么要评估性功能？

据报道，26%~47%的尿失禁女性存在性功能障碍。在尿失禁女性中，11%~45%的女性在性交过程中出现尿失禁，一般是在阴茎插入或性高潮过程中。盆腔器官脱垂也与女性性功能障碍有关。相比于有盆腔器官脱垂或尿失禁的女性，同时存在这2种情况的女性似乎更易出现性功能障碍。虽然有些女性称在手术修复盆底障碍后性功能得到改善，也有部分患者手术后无改善或新出现了性交痛。

99 | 什么是性心理卫生？

健康的性心理是健康性生活的基础和前提。首先，要认清性生活是人类心理和生理的正常需求和表现，不应为性要求感到反感、恐惧、内疚或羞愧。其次，要认识男女双方性反应的差异，女性性欲可出现在性兴奋之后，性唤起常滞后于男性，可以不以性高潮为最终目的，拥有连续性高潮能力，性消退期也较缓慢。性敏感区分布较广泛，除生殖器外，还包括大腿内侧、臀部、乳房、唇、舌、脸颊、颈项、腋下等。女性对触觉最敏感，但视觉不及男性。另外，女性性反应个体差异较大，即使同一个体在不同时期、不同条件下反应也可能不一致。

100 | 如何注意性生理卫生？

（1）养成良好的生活习惯：应有合理饮食、良好起居生活习惯，不酗酒、不吸烟、远离毒品。

（2）注意性器官卫生：女性外生殖器解剖结构特殊，较男性更容易被感染。每次性生活之前，注意清洁双方外生殖器。

（3）保持性生活卫生：合理安排性生活时间、频率和时机，注意月经期、妊娠期、哺乳期的性生活卫生。

（4）采取合适避孕措施：对不希望生育的育龄夫妇，应采取有效的、适合夫妇双方的避孕措施，避免意外妊娠造成对性功能的心理障碍。

（5）预防性传播疾病：杜绝性滥交是预防性传播疾病的最有效措施。性伴侣双方中一方患性传播疾病时，应性伴侣双方共同治疗。患病期间推荐使用避孕套，以预防性伴侣间再感染。

（娄文佳　史宏晖　王琦璞）

【参考资料】

［1］丰有吉，沈铿. 妇产科学. 2 版. 北京：人民卫生出版社，2005.

[2] Daniel L Schacter, Daniel T. Gilbert, Daniel M. Wegner. Psychology. Worth Publishers, 2012: 335-336.

[3] Rosenthal, Martha. Human Sexuality: From Cells to Society. Cengage Learning, 2012: 134-135.

[4] Rosen RC, C Brown, Heiman JR, et al. The Female Sexual Function Index (FSFI): a multidimensional self-report instrument for the assessment of female sexual function. Journal of Sex & Marital Therapy, 2000, 26 (2): 191-208.

[5] Kaplan SA, Reis RB, Kohn IJ, et al. Safety and efficacy of sildenafil in postmenopausal women with sexual dysfunction. Urology, 1999, 53 (3): 481-486.

[6] Shifren JL. Sexual dysfunction in women: Epidemiology, risk factors, and evaluation. UptoDate Online, 2012, 17: 1-150.

[7] Maurice, William. Sexual Desire Disorders in Men. Principles and Practice of Sex Therapy, 2007.

[8] Hartley H. The "pinking" of Viagra culture: Drug industry efforts to create and repackage sex drugs for women. Sexualities, 2006, 9 (3): 365.

[9] Wright JJ, O'Connor KM、Female sexual dysfunction. The Medical clinics of North America, 2015, 99 (3): 607-628.

[10] Amato P, MD. An update on therapeutic approaches to female sexual dysfunction, 2008.

[11] Eden KJ, Wylie KR. Quality of sexual life and menopause. Women's Health, 2009. 5 (4): 385-396.

24 小时排尿日记

姓名：_____   日期：_____

排尿		尿急？	漏尿？	备注：	饮水
时间	尿量（ml）	（0~5分）	（ml）	特殊情况	时间、类型、量
06：00~07：00					
07：00~08：00					
08：00~09：00					
09：00~10：00					
10：00~11：00					
11：00~12：00					
12：00~13：00					
13：00~14：00					
14：00~15：00					
15：00~16：00					
16：00~17：00					
17：00~18：00					
18：00~19：00					
19：00~20：00					
20：00~21：00					

排尿		尿急？	漏尿？	备注：	饮水
时间	尿量（ml）	（0~5 分）	（ml）	特殊情况	时间、类型、量
21：00~22：00					
22：00~23：00					
23：00~00：00					
00：00~01：00					
01：00~02：00					
02：00~03：00					
03：00~04：00					
04：00~05：00					
05：00~06：00					

小结（需填写）

全天液体总入量：＿＿＿＿＿＿ ml　　全天排尿总量：＿＿＿＿＿＿ ml

全天排尿次数：＿＿＿＿＿＿次　　夜尿次数：＿＿＿＿＿＿次

尿失禁次数：＿＿＿＿＿＿次

全天更换尿垫：＿＿＿＿＿＿个

注意：

①排尿日记以记录 3~5 天为宜。

②记录排尿日期期间，生活方式不用刻意改变。

③注意区分白天、夜间的排尿。

④从晨起第一次排尿开始计算。

⑤尿急：0分时不急，由1、2、3、4、5分逐渐加重，表示越来越急迫，5分是最急。根据自己感觉程度进行打分。

⑥漏尿量：拿有刻度的杯子接10ml水倒在卫生巾或者护垫上，看有多大面积湿润，根据面积大小估计漏尿量（ml）。

附录 2

女性性功能指数评估表

女性盆底功能障碍 100 问

问题	答案及积分
1. 在过去的 4 周里，您有性欲望或是性冲动的频次是多少？	5=经常
	4=大多数
	3=有时（多于一半）
	2=一些时候（少于一半）
	1=几乎没有或没有
2. 在过去的 4 周里，您有性欲望或是性冲动的程度是什么？	5=非常高
	4=高
	3=温和的
	2=低
	1=非常低或者根本没有
3. 在过去的 4 周里，在性生活中，您多久会被唤醒？	0=没有性生活
	5=几乎经常
	4=大多数（大于一半）
	3=有时（大约一半）
	2=一些时候（小于一半）
	1=几乎从不或从不

问题	答案及积分
4. 在过去的4周里，在性活动和性交中，您如何评价您的性唤起水平？	0＝没有性行为 5＝非常高 4＝高 3＝温和的 2＝低 1＝非常低或根本没有
5. 在过去的4周里，您在性活动和插入中对性唤起有信心么？	0＝没有性行为 5＝非常高的信心 4＝高信心 3＝温和的信心 2＝低信心 1＝低信心或没有信心
6. 在过去的4周里，您有多少次对您的性唤醒满意？	0＝没有性行为 5＝几乎经常 4＝绝大多数（多于一半） 3＝有时（大概一半） 2＝很少数（小于一半） 1＝几乎从不或从不
7. 在过去的4周里，在性活动中您变得润滑的频率是多少？	0＝没有性行为 5＝几乎经常 4＝绝大多数（多于一半） 3＝有时（大概一半） 2＝很少数（小于一半） 1＝几乎从不或从不

问题	答案及积分
8. 在过去的 4 周里，您在性活动中使阴道变得润滑有多困难？	0＝没有性行为 1＝非常困难或根本不可能 2＝非常困难 3＝困难 4＝轻微的困难 5＝没困难
9. 在过去的 4 周里，在性活动中您有多少次能保持润滑直到性活动结束？	0＝没有性行为 5＝几乎经常或经常 4＝大多数时间（大于一半） 3＝有时（大概一半） 2＝少数（小于一半） 1＝几乎没有或没有
10. 在过去的 4 周里，在性活动时您保持全程润滑有多困难？	0＝没有性行为 1＝非常困难或根本不可能 2＝非常困难 3＝困难 4＝轻微的困难 5＝没困难
11. 在过去的 4 周里，当您有过性活动时，多少次您能达到性高潮？	0＝没有性行为 5＝几乎经常或经常 4＝大多数时间（大于一半） 3＝有时（大概一半） 2＝少数（小于一半） 1＝几乎没有或没有

女性盆底功能障碍 100 问

问题	答案及积分
12. 在过去的 4 周里，当您有过性活动时，使您达到性高潮有多困难？	0＝没有性行为 1＝非常困难或根本不可能 2＝非常困难 3＝困难 4＝轻微的困难 5＝没困难
13. 在过去的 4 周里，您对您在性活动中达到性高潮的能力满意么？	0＝没有性行为 5＝非常满意 4＝比较满意 3＝一半满意一半不满意 2＝有点不满意 1＝非常不满意
14. 在过去的 4 周里，您对您和您性伴侣在性活动中的情感亲密程度满意么？	0＝没有性行为 5＝非常满意 4＝比较满意 3＝一半满意一半不满意 2＝有点不满意 1＝非常不满意
15. 在过去的 4 周里，您对您与您性伴侣之间的性生活质量满意么？	0＝没有性行为 5＝非常满意 4＝比较满意 3＝一半满意一半不满意 2＝有点不满意 1＝非常不满意

问题	答案及积分
16. 在过去的 4 周里，您对您整体的性生活满意么？（情感与性活动）	0=没有性行为 5=非常满意 4=比较满意 3=一半满意一半不满意 2=有点不满意 1=非常不满意
17. 在过去的 4 周里，在阴道性活动（阴道插入）时，您有多少次经历疼痛或不舒服？	0=从没有尝试插入 1=几乎经常或经常 2=大多数时候（大于一半） 3=有时（大概一半） 4=有些时候（小于一半） 5=几乎没有或没有
18. 在过去的 4 周里，在阴道性活动（阴道插入）后，您有多少次经历疼痛或不舒服？	0=从没有尝试插入 1=几乎经常或经常 2=大多数时候（大于一半） 3=有时（大概一半） 4=有些时候（小于一半） 5=几乎没有或没有
19. 在过去的 4 周里，您认为在您阴道插入时或过后不舒服或疼痛的比率大概是多少？	0=从没有尝试插入 1=非常高 2=高 3=轻微的 4=低 5=非常低

女性盆底功能障碍 100 问

评分标准

领域	问题	评分范围（分）	因素	最小得分	最大得分	分值
欲望	1，2	1~5	0.6	1.2	6.0	
性唤起	3，4，5，6	0~5	0.3	0	6.0	
润滑度	7，8，9，10	0~5	0.3	0	6.0	
性高潮	11，12，13	0~5	0.4	0	6.0	
满意度	14，15，16	0（或1）~5	0.4	0.8	6.0	
疼痛	17，18，19	0~5	0.4	0	6.0	
全量表评分范围				2.0	36.0	

注：得分≤26.55分被视为女性性功能障碍

相关信息搜索网站

1. Up To Date 临床顾问

https：//www.uptodate.com

2. 女性健康网

https：//www.womenshealth.gov